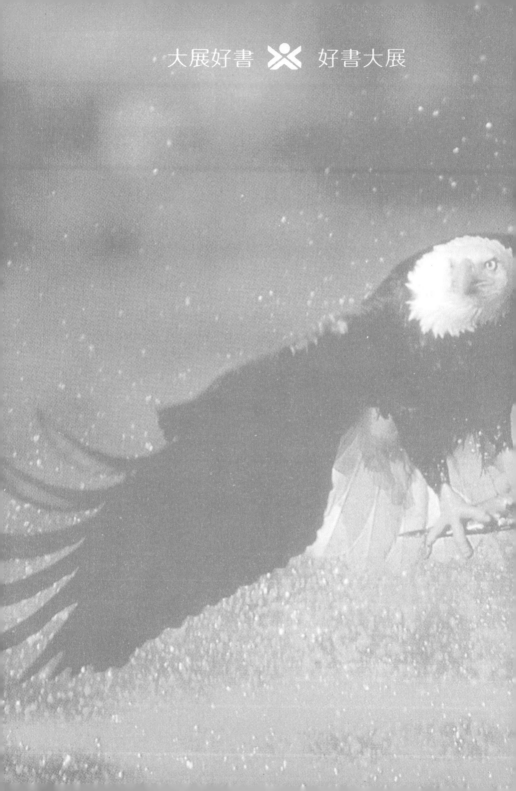

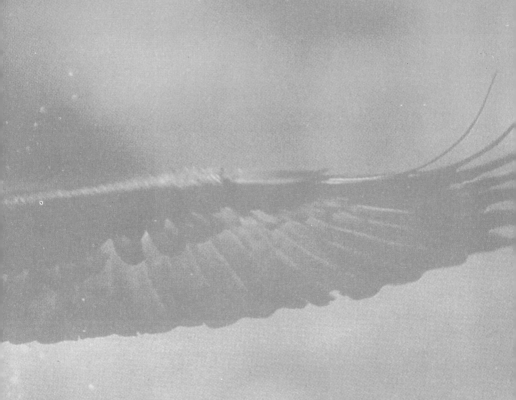

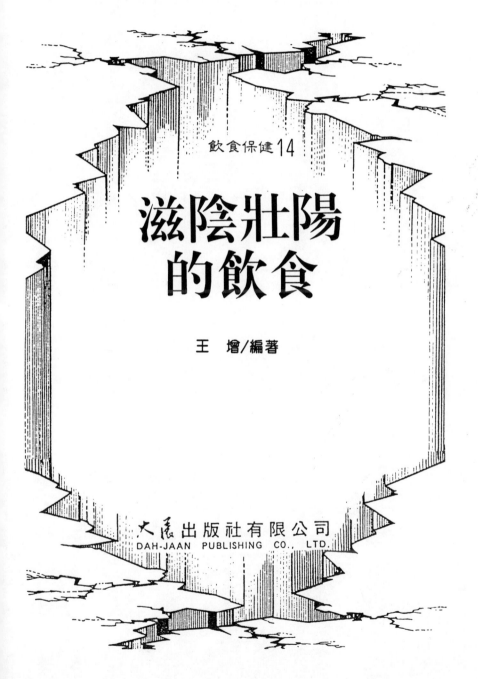

飲食保健14

滋陰壯陽
的飲食

王　增/編著

大展出版社有限公司
DAH-JAAN PUBLISHING CO., LTD.

前　　言

　　抗衰老，求長壽，古往今來，人之所欲，時至於今，更為人們所關注。中醫學認為，引起衰老的重要原因在於腎氣虛衰。人到中年以後，由於腎精不足，生命力、免疫力、抵抗力均會下降。因此，保養與補腎，補虛與壯陽，是防治中老年疾病的關鍵，是延年益壽的根本。

　　「腎為先天之本，脾胃為後天之本」。腎主藏精，主骨生髓通於腦，為「作強之官」。這些中醫理論，充分地說明了腎關係到人的生長發育，男女性生活，精力與敏智等等。

　　實踐證明，每個人應從30歲開始養腎、補腎。「藥補不如食補」、「藥療當先食療」，通過合理的食療，除去邪氣，強身健體，既能養生治病，又能達到滋補腎臟保持健康的目的——這就是補腎。

　　「正氣存內，邪不可干」。臨床實踐已證明，凡腎氣旺盛，精盈髓足者，不但精神健旺，靈敏多智，創造性強，筋骨強勁，動作有力，而且家庭生活也會美滿幸福。

　　補虛壯陽，廣義指溫振全身陽氣，包括壯陽、壯脾陽、壯腎陽等。狹義指壯腎陽，或指陽事，即恢復或興奮性機能。通常腎虧精虛髓少者，身體虛弱，往往發生精神疲憊，頭昏健忘、腰酸背痛、骨弱無力、

耳鳴失眠、性機能減退、遺精、陽痿、早泄和性冷淡等現象。

由此可見，滋陰壯陽是非常重要的。其科學方法是，運用補品、補藥和具有補益作用的食物來進行調養和治療人體虛弱而引起的疾病。為此，我們特意編寫《滋陰壯陽的飲食》一書。其內容為滋陰補腎與壯陽補腎兩部分。每一食譜，都是用補腎中藥，與補腎食品相配伍，製作方法簡便易學，廣大讀者可根據具體情況選用，有病治病，無病調理，能使每個人都生活愉快、身體健康，就是本書所要完成的使命。

由於編著者的水平有限，實踐經驗不足，不妥與錯漏之處在所難免，敬請讀者批評批正。

王　增
於海口市瓊演潭瑞書齋

目　錄

上篇　滋陰補腎

三色龍骨湯 ……………… 14

冰糖雙耳甜飲 …………… 14

羊髓膏小米粥 …………… 15

黑豆飲 …………………… 15

桑椹糯米糟 ……………… 16

紅杞雞肝飲 ……………… 16

豬肉蟲草小米粥 ………… 17

哈士蟆油蒸冰糖 ………… 18

生薑燉豬脊髓湯 ………… 18

沙梨麥多甜羹 …………… 19

山萸肉白糖粥 …………… 20

薑歸龜肉飲 ……………… 20

烏梅玉石飲 ……………… 21

豬腎薑粥 ………………… 21

玉米鬚龜飲 ……………… 22

攢絲燕窩鮮湯 …………… 22

天冬枸杞粥 ……………… 23

團魚枸地湯 ……………… 24

木耳大棗冰糖粥 ………… 25

靈芝銀耳羹 ……………… 25

燕窩冰糖湯 ……………… 26

玉竹冰糠粥 ……………… 26

糯芪瓤豬肚 ……………… 27

脊肉粥 …………………… 28

天門冬冰糖粥 …………… 28

黑豆胡子鯰湯 …………… 29

百合花生粥 ……………… 30

棗蓮蛋糕 ………………… 30

小麥百合湯 ……………… 31

枸杞葉粥 ………………… 32

芝麻蜂蜜粥 ……………… 32

楊桃根燉肉湯 …………… 33

雪羹湯 …………………… 33

鴨　粥 …………………… 34

蟲草紫河車蛋糕 ………… 35

小麥桂圓紅棗粥 ………… 35

燕窩粥 …………………… 36

地黃飴糖蒸烏雞 ………… 37

一味薯蕷飲 ……………… 37

黑豆小麥蓮棗湯 ………… 38

粟米紅棗粥 ……………… 38

紅杞烏參鴿蛋 …………… 39

黑豆紅棗紅糖粥 ………… 40

杞豆湯 …………………… 40

蘇木黑豆紅糖湯 ………… 41

補髓鮮湯 ………………… 41

豇豆粥 …………… 42
羊龜參杞湯 ………… 43
核桃蠶蛹湯 ………… 43
刀豆腰菇粥 ………… 44
黑豆圓肉大棗湯 …… 45
香油龜薑湯 ………… 45
山藥燒甲魚 ………… 46
阿膠白皮粥 ………… 47
酸棗仁粥 …………… 48
黑豆紅花湯 ………… 48
人參鹿肉湯 ………… 49
大麥豇豆粥 ………… 50
青筍枸杞肉絲 ……… 50
紅糖烏豆蛋湯 ……… 51
芝麻烏梅湯 ………… 51
天麻燒魚肚 ………… 52
菜油黃酒燒龜肉 …… 53
炒苦瓜籽 …………… 53
雙子雀蛋 …………… 54
海紅扒魚翅 ………… 54
二冬嫩蛋 …………… 55
芝麻糖漿 …………… 56
甘蔗高粱粥 ………… 57
香油拌肺片 ………… 57
觀音茶 ……………… 58
羊蜜膏 ……………… 58
小米粥 ……………… 59

芝麻黑豆泥鰍粥 …… 59
兩米芸豆粥 ………… 60
桑椹粥 ……………… 61
鵝肉補陰湯 ………… 61
鮮蘑鹿沖 …………… 62
芡實粉核桃粥 ……… 63
荸薺茅根湯 ………… 64
藕地甘蔗汁 ………… 64
苓藕飲 ……………… 65
雙母蒸團魚 ………… 65
鹿茸膏 ……………… 66
玄參燉豬肝 ………… 67
沙參金龜 …………… 67
甜酒釀山藥羹 ……… 68
鎖陽膏 ……………… 69
焦皮附片肘子 ……… 69
豆苗豬腰粥 ………… 70
鴿肉粥 ……………… 71
蘿蔔豬肉粥 ………… 72
滋陰百補酒 ………… 72
枸黃鱉滋腎湯 ……… 73
桂花竹蓀湯 ………… 74
眉豆粥 ……………… 75
地黃羊脂酒 ………… 75
黑牛髓膏 …………… 76
枸杞燉牛肉 ………… 76
山藥車前湯 ………… 77

清胃熱兔肉凍 ……… 78

地黃醴 ……………… 79

水陸二仙膏 ………… 79

神仙固本酒 ………… 80

檸檬汁煎鴨脯 ……… 80

豬肺粥 ……………… 81

鹿附燉豬膀 ………… 82

枸杞麻仁酒 ………… 82

金櫻子膏 …………… 83

火腿粥 ……………… 84

陳附燉狗腎 ………… 85

五子酒 ……………… 85

瓊玉膏烘蛋 ………… 86

當歸塊鴨盅 ………… 87

二地膏 ……………… 88

眉豆豬皮粥 ………… 88

高粱螵蛸粥 ………… 89

鐘乳酒 ……………… 90

白果全鴨 …………… 91

坤髓膏 ……………… 92

雪梨涼蛋糕 ………… 92

楂菊淡菜羹 ………… 93

參茸酒 ……………… 94

枸杞麥多蛋丁 ……… 94

春壽酒 ……………… 95

羊汁粥 ……………… 96

棗附燉羊肉 ………… 96

鵪鶉酒 ……………… 97

補精膏 ……………… 98

洋參麥竹粥 ………… 98

腎精附片燉豬蹄 …… 99

乾冬菜粥 …………… 100

鹿角膠膏 …………… 100

藕梨荸蔗生地汁 …… 101

龍虱酒 ……………… 102

紅棗知母湯 ………… 102

參鴨西瓜盅 ………… 103

螞蟻酒 ……………… 104

紅棗胡蘿蔔湯 ……… 104

黑芝麻膏 …………… 105

白糖燉魚肚 ………… 105

櫻沙膏滋 …………… 106

無花果雪耳湯 ……… 106

桃金娘酒 …………… 107

蒺藜燜豆腐 ………… 107

聚精膏 ……………… 108

山藥扁豆粥 ………… 109

鹿角膠酒 …………… 110

准山玉竹煲白鴿 …… 110

胡桃五味子膏 ……… 111

天麻燉腦花 ………… 111

鹿茸酒 ……………… 112

參附蒸甲魚 ………… 113

胎盤膏 ……………… 114

山藥苡米粥 ……………… 114
二冬二地酒 ……………… 115
熟附片蒸豬肚 …………… 115
地黃烏米酒 ……………… 116
龍芍鴨條凍 ……………… 117
蓯蓉酒 …………………… 118
山藥羊肉粥 ……………… 119
葡萄漿 …………………… 119
熟附片蒸肘子 …………… 120
海龍酒 …………………… 121
核桃人參湯 ……………… 122
金櫻子酒 ………………… 122
豬肚蒸附片 ……………… 123
山藥雞蛋粥 ……………… 124
巴戟天酒 ………………… 124
甘薯粥 …………………… 125
雞冠蒸附片 ……………… 125
豬腎酒 …………………… 126
核桃山楂汁 ……………… 126
神仙延壽酒 ……………… 127
胡桃栗子糖羹 …………… 128
烏髮益壽酒 ……………… 128
板栗糖漿 ………………… 129
附杞羊腎湯 ……………… 130
長生酒 …………………… 130
鳳髓湯 …………………… 131
長生固本酒 ……………… 131

豬脊子棗羹 ……………… 132
健身長春膏 ……………… 133
延年薯蕷酒 ……………… 133
資壽延年膏 ……………… 134
周公百發酒 ……………… 135
山附粥 …………………… 136
耐老酒 …………………… 136
羊骨薑絲糯米粥 ………… 137
一醉不老丹 ……………… 138
坎離膏 …………………… 139
美髯醋 …………………… 139
潤肺膏 …………………… 140
地黃年青酒 ……………… 141

下篇　壯陽補腎

蓯蓉羊肉粥 ……………… 144
菟絲蓯蓉飲 ……………… 144
鹿茸蟲草酒 ……………… 145
豬肉炒附片 ……………… 146
雀兒藥粥 ………………… 146
參鹿補膏 ………………… 147
核附炒雞丁 ……………… 148
韭菜粥 …………………… 149
雙鞭壯陽飲 ……………… 149
杞附炒肉丁 ……………… 150
茸桂百補膏 ……………… 151
枸附白糖炒肉絲 ………… 152

膃肭臍酒 ⋯⋯⋯⋯⋯ 152

斑龍膏 ⋯⋯⋯⋯⋯ 153

龍馬童子雞飲 ⋯⋯⋯⋯ 154

桂漿粥 ⋯⋯⋯⋯⋯ 154

附片炒腰花 ⋯⋯⋯⋯⋯ 155

延壽獲嗣酒 ⋯⋯⋯⋯⋯ 156

熟附片燒狗肉 ⋯⋯⋯⋯ 157

右歸膏 ⋯⋯⋯⋯⋯ 158

杜味羊腰湯 ⋯⋯⋯⋯⋯ 158

鹿沖酒 ⋯⋯⋯⋯⋯ 159

薑附狗肉飲 ⋯⋯⋯⋯⋯ 160

延壽翁頭春 ⋯⋯⋯⋯⋯ 160

杞葉羊腎粥 ⋯⋯⋯⋯⋯ 162

犢髓全陽膏 ⋯⋯⋯⋯⋯ 162

附燒鹿筋 ⋯⋯⋯⋯⋯ 163

蓽撥青果羊腎飲 ⋯⋯⋯ 164

助陽益壽酒 ⋯⋯⋯⋯⋯ 165

生薑鹿角膠粥 ⋯⋯⋯⋯ 166

鎖陽桑椹膏 ⋯⋯⋯⋯⋯ 166

雞肝粥 ⋯⋯⋯⋯⋯ 167

石燕酒 ⋯⋯⋯⋯⋯ 167

三鮮附片燒鹿掌 ⋯⋯⋯ 168

紅糖附子粥 ⋯⋯⋯⋯⋯ 169

熙春酒 ⋯⋯⋯⋯⋯ 170

補骨脂胡桃膏 ⋯⋯⋯⋯ 170

紅燒附片鹿肉 ⋯⋯⋯⋯ 171

荔枝粥 ⋯⋯⋯⋯⋯ 172

百花如意酣春酒 ⋯⋯⋯ 173

白龍牡蠣粥 ⋯⋯⋯⋯⋯ 173

薑附燒狗肉 ⋯⋯⋯⋯⋯ 174

板栗酒 ⋯⋯⋯⋯⋯ 174

蝦蓉羊肉羹 ⋯⋯⋯⋯⋯ 175

鎖陽粥 ⋯⋯⋯⋯⋯ 176

公雞燉附片 ⋯⋯⋯⋯⋯ 176

益精附片粥 ⋯⋯⋯⋯⋯ 177

神仙固本酒 ⋯⋯⋯⋯⋯ 177

膃肭臍粥 ⋯⋯⋯⋯⋯ 178

熟附片燉羊肉 ⋯⋯⋯⋯ 179

鹿角冬青粥 ⋯⋯⋯⋯⋯ 180

鹿鞭膏 ⋯⋯⋯⋯⋯ 180

狗脊蒸雙腎 ⋯⋯⋯⋯⋯ 181

固本遐齡酒 ⋯⋯⋯⋯⋯ 182

海參膏 ⋯⋯⋯⋯⋯ 183

羊奶鹿膠飲 ⋯⋯⋯⋯⋯ 183

杞圓膏 ⋯⋯⋯⋯⋯ 184

起石牛腎粥 ⋯⋯⋯⋯⋯ 184

蓯蓉附燉羊腎 ⋯⋯⋯⋯ 185

金櫻桑螵粥 ⋯⋯⋯⋯⋯ 186

却老酒 ⋯⋯⋯⋯⋯ 186

軟炸桃腰 ⋯⋯⋯⋯⋯ 187

瓊脂膏 ⋯⋯⋯⋯⋯ 188

山藥附片燉牛鞭 ⋯⋯⋯ 188

九香蟲酒 ⋯⋯⋯⋯⋯ 189

羊蜜附片薑桂粥 ⋯⋯⋯ 190

滋陰壯陽的飲食

蛤蚧羊肺湯 ………… 190

附片蟲草燉黃雀 ……… 191

仙茅酒 ………… 192

神仙粥 ………… 192

當歸附片燉母雞 ……… 193

十全大補酒 ………… 194

羊肉草果蘿蔔粥 ……… 194

參附燉肥雞 ………… 195

蛤蚧粥 ………… 196

附片狗肉粥 ………… 196

黑豆酒 ………… 197

別離粥 ………… 198

核附燉公雞 ………… 198

紫河車小米粥 ………… 199

健陽酒 ………… 200

附片蒸羊腿肉 ………… 200

附山枸燉狗肉 ………… 201

豬腎羊腎鹿腎粥 ……… 202

熟附片燉鹿鞭 ………… 202

助陽酒 ………… 203

天雄壯陽粥 ………… 204

羊腎羊肉粥 ………… 204

陽起石粥 ………… 205

雪蓮蟲草酒 ………… 206

桂附泥鰍生薑粥 ……… 206

龜附燉羊肉 ………… 207

腎附粥 ………… 208

蝦仁韭菜粥 ………… 208

康壯酒 ………… 209

痛經神方粥 ………… 209

雙鳳壯陽粥 ………… 210

附片燉鹿蹄筋 ………… 211

期頤酒 ………… 211

秘精粥 ………… 212

清燉羊肉附片 ………… 213

硫黃粥 ………… 213

東北三寶酒 ………… 214

酒枸附燉羊腎 ………… 215

絲子粟米雄雞肝粥 …… 215

丹參附片人參粥 ……… 216

羊肉淡菜粥 ………… 217

附淫莬金燉羊肉 ……… 217

海馬酒 ………… 218

薏苡熟附粥 ………… 219

雀卵粥 ………… 219

盆附味枸燉羊腎 ……… 220

淡豆豉羊腎粥 ………… 221

皮蛋淡菜粥 ………… 221

六味回陽粥 ………… 222

棗附燉豬膀 ………… 222

人參茯苓羊肉粥 ……… 223

瓊漿藥酒 ………… 224

羊石子粥 ………… 225

人參附片燉豬腳 ……… 225

酒醬醃腎小米粥 ········· 226
巴戟淫羊酒 ············· 227
豆豉犬肉粥 ············· 227
八仙粥 ················· 228
胡桃粥 ················· 228
巴戟粥 ················· 229
豆豉鹿腎粥 ············· 229
酒薑附燉豬腳 ··········· 230
複方仙茅酒 ············· 231
韭菜炒鮮蝦 ············· 231
草附蒸甲魚 ············· 232
二鹿附桂粥 ············· 232
核桃仁炒韭菜 ··········· 233
鹿銜草粥 ··············· 234
胡桃酒 ················· 234
米酒海蝦 ··············· 235
不倒粥 ················· 235
杜仲爆羊腎 ············· 236
附片鹿頭湯 ············· 237
韭菜炒羊肝 ············· 237
淫羊藿酒 ··············· 238
巴戟燉豬大腸 ··········· 238
菟附狗肉湯 ············· 239
核桃糖 ················· 240
鹿附棗仲煨肘子 ········· 240
麻雀酒 ················· 241
回春粥 ················· 242

益智桑蛸燉豬脬 ········· 242
雀卵酒 ················· 243
益智菟絲熟地粥 ········· 244
補骨脂魚鰾湯 ··········· 244
三石酒 ················· 245
鵪鶉枸杞杜仲湯 ········· 246
熟地茯苓白朮粥 ········· 246
新疆炮肉 ··············· 247
歸萸桂附酒 ············· 248
山藥萸肉粥 ············· 248
巴戟熟地酒 ············· 249
羊腎煉乳湯 ············· 249
龜齡集酒 ··············· 250
鰍蝦鮮湯 ··············· 251
振痿酒 ················· 251
淡菜炒韭菜 ············· 252
硫黃藥酒 ··············· 253
葱油麻雀 ··············· 253
楮實助陽酒 ············· 254
羊排粉絲湯 ············· 255
韭菜籽酒 ··············· 255
韭菜籽粥 ··············· 256
草蓯蓉酒 ··············· 256

上　篇
滋陰補腎

三色龍骨湯

【原料】

紅枸杞子35克，黑首烏20克，白絲杜仲15克，豬龍骨（帶骨髓）600克，精鹽適量。

【製作方法】

①將3味中藥洗淨，裝入紗布袋內，紮緊，放入砂鍋內，加清水適量，浸泡1小時，待用。

②把豬龍骨洗淨，砍成細塊，放入鍋內與藥袋一起，鍋加蓋，先用旺火煮沸後，改用文火煎煮2～3小時，待豬龍骨熟爛後，取出藥袋，擠下藥汁，點入精鹽調味即可。

③服用方法，最好分爲午、晚兩次。

【功效】

塡精益腎，強筋壯骨。用於頭暈耳鳴、腦空作痛、形體消瘦、腰酸背痛、失眠多夢、遺精夢泄、腳跟作痛等病症，均有較好的療效。

冰糖雙耳甜飲

【原料】

銀耳30克，黑木耳25克，冰糖45克。

【製作方法】

①將銀耳、黑木耳用溫水發泡，並摘除蒂柄，除去雜質，洗淨，瀝乾水分，待用。

②取一個湯碗，洗淨，把雙耳及冰糖放入碗內，加清水適量，置於武火上燒開後，改用文火燉熬2～3小時，停

火，即可食耳喝湯。

【功效】

滋陰補肺。適用於腎陰虛的血管硬化、高血壓、眼底出血、肺陰虛咳嗽等病症。

羊髓青小米粥

【原料】

大羊脊骨1具，羊脊髓適量，青小米100克，精鹽少許。

【製作方法】

①將青小米淘洗乾淨，待用。

②把羊脊骨洗一洗，放入鍋裡，加水先煮，取汁，撈出羊骨，入米煮粥，待粥熟後，加入羊脊髓攪勻至熟透，再加精鹽適量調味，即可供服食。服法，每日1次。

【功效】

填精補髓，益陰滋腎。適用於陰精不足而致的陽痿，頭昏目眩，腰腿酸痛，筋骨無力等腎陰虧損之症。

黑豆飲

【原料】

黑豆500克，菟絲子、山茱萸、茯苓、五味子、當歸、枸杞子、桑椹、地骨皮、熟地黃、黑芝麻、補骨脂各10克，精鹽50克。

【製作方法】

①將黑豆用溫水浸泡半小時，換清水洗淨，待用。

②把以上中藥略洗一下，裝入紗布袋內，紮緊後，與黑豆齊放入鋁鍋內，加清水適量，鍋加蓋，置於旺火上煮沸，再以文火煎煮2～3小時，加入精鹽，停火，稍冷，過濾，食黑豆，喝湯。

【功效】

補腎益精，強筋壯骨。適用於頭昏目眩、耳鳴耳聾、身體消瘦、腰酸腿痛、筋骨無力等屬於腎精不足，腎陰虧損等症。

桑椹糯米糟

【原料】

鮮桑椹2800克，糯米500克。

【製作方法】

①將鮮桑椹洗淨，瀝乾水，搗汁，待用。

②把糯米淘洗乾淨，將鮮桑椹汁與糯米共同燒煮，做成糯米乾飯，待冷，加入酒麴適量，拌勻，發酵成為酒糟。服法，每日隨量佐餐食用。

【功效】

補血益腎，聰耳明目。適用於肝腎陰虧，耳鳴目眩，夢多遺精，腰酸腿軟，關節不利等病症。

紅杞雞肝飲

【原料】

枸杞15克，母雞肉250克，雞肝50克，生薑、葱、料酒、精鹽各適量。

【製作方法】

①將雞肉、雞肝用清水洗淨，把雞肉斬成小塊，待用。

②將生薑去外皮，清洗乾淨，切成薄片，待用。

③把枸杞用溫水浸泡２分鐘，去雜，洗淨，待用。

④將葱去鬚及老黃葉、洗淨，切成段，待用。

⑤把鋁鍋刷洗淨，加清水適量，置於旺火上煮沸，放入雞肉、雞肝、枸杞、生薑片，鍋加蓋，用文火燉熬1.5小時，放入料酒、精鹽調味，稍煮片刻，撒上葱節，停火，即可供食之。

【功效】

滋補肝腎。適用於男女腎虛、神經衰弱等病症。

豬肉蟲草小米粥

【原料】

冬蟲夏草25克，瘦豬肉150克，小米90克，精鹽、味精各適量。

【製作方法】

①將冬蟲夏草用溫水浸軟，拾去雜質，清水洗淨，瀝乾，用布包好，紮緊，待用。

②把肉清洗乾淨，切成細片，待用。

③將小米淘洗乾淨，直接倒入煮鍋內，再放入豬肉片、蟲草藥袋，加清水適量，置於火上煮，粥熟，取出冬蟲夏草藥袋，再加適量精鹽、味精調味，即可供食用。服法，每日１次。

【功效】

補虛損、益精氣，滋腎潤肺。適用於遺精陽痿，腰膝酸

痛，自汗盜汗，虛喘癆嗽，及病後久虛不復等病症。

哈士蟆油蒸冰糖

【原料】

哈士蟆油15克，冰糖25克。

【製作方法】

①將哈士蟆油放入碗中，加溫水泡軟，去其雜物，再用清水沖洗乾淨，用開水泡2小時，由暗黑色變純白並增大（遇水可膨脹10～15倍），更換水，再清洗一次，待用。

②把哈士蟆油放入已洗淨的碗內，加少許溫開水，放入冰糖蒸服。

【功效】

滋陰補腎，潤肺化痰。適用於陰虛體弱，失眠多夢，眩暈耳鳴，兩目乾澀，腰酸腎痛，無精或少精者食之。

生薑鱉豬脊髓湯

【原料】

鱉1隻，豬脊髓250克，胡椒5克，生薑10克，料酒、精鹽、味精各適量。

【製作方法】

①將鱉用開水燙死，揭去鱉甲，去內臟和頭爪，清水洗淨，待用。

②把生薑去外皮，清水洗淨，切成薄片，待用。

③將豬脊髓洗淨，放入鋁鍋內，再把鱉肉放入鋁鍋內，加生薑片、料酒、胡椒粉，加清水適量，置於武火上燒開

後，改用文火熬煮 1 小時，點入精鹽、味精調味後，即可供食用。

【功效】

滋陰補腎，填精補髓。適用於腎陰虛、頭昏目眩、腰膝疼痛、多夢遺精等病症。

沙梨麥冬甜羹

【原料】

沙參、百合各30克，雪梨 1 個，糯米湯圓粉20克，麥冬、白糖各30克。

【製作方法】

①將糯米湯圓粉放入碗內，兌水適量，作成一個個小湯圓，待用。

②把沙參、麥冬洗淨，入砂鍋加水煮，去渣取汁，待用。

③將梨洗淨，切成小片，待用。

④把百合洗淨後，放入鍋內，倒入藥汁，加少許開水，置於火上煮，待百合煮熟後，加入小湯圓、梨片，鍋加蓋，繼續煮30分鐘後，點入白糖調味，即可供食用。服去，每日 1 劑。

【功效】

滋陰清熱。適用於肺熱傷陰，咯血，咽乾，口燥等病症。

【注意】

肺胃寒濕者忌食。

山茱萸肉白糖粥

【原料】

山茱萸肉20克，粳米100克，白糖適量。

【製作方法】

①將山茱萸肉去核，清洗乾淨，待用。

②把粳米淘洗乾淨，與山茱萸肉同入砂鍋，加清水適量，置於火上煮粥，熟時加白糖調服。

③服食時，5天爲一療程，病癒後仍可以連續服用，以鞏固療效。

【功效】

滋腎益肝，澀精斂汗。對於肝腎不足，頭暈目眩，耳鳴腰酸，遺精，遺尿，小便頻數，虛汗不止，腎虛帶下等病症，均有較好的療效。

薑歸龜肉飲

【原料】

當歸15克，龜1隻，料酒、精鹽、生薑、冰糖適量。

【製作方法】

①將龜放入盆中，加熱水（約40℃），使其排盡尿，宰去頭、足，剖開去龜殼、內臟，用清水洗淨，將龜肉切成塊，待用。

②將生薑去外皮，清水沖洗淨，切成片，待用。

③將龜肉、生薑片、料酒、精鹽放入鋁鍋中，加清水適量，置於武火燒開，文火熬煮1小時，停火稍冷，過濾即

可。

【功效】

滋陰補血。適用於陰虛或血虛者所出現的低熱、咯血、便血等病症。

烏梅玉石飲

【原料】

烏梅6個，麥冬9克，玉竹、石斛、北沙參各10克，生甘草4克。

【製作方法】

①將上述6味中藥拾去雜質，清水洗淨，待用。

②把上述6味中藥放入一個大杯中，摻開水泡20～35分鐘後，置於小火上煨10～15分鐘，當茶飲之。

【功效】

滋陰清熱。對於熱病傷陰，多汗、口渴、尿黃等病症，有較好的療效。

豬腎薑粥

【原料】

豬腎1對，粳米100克，生薑、精鹽各適量。

【製作方法】

①將豬腎洗一洗，切開去脂膜，再清洗淨，切成片，待用。

②把生薑去外皮，清水沖洗淨，切成片，待用。

③將粳米淘洗淨，倒入鋁鍋內，加清水適量，置於火上

煮粥，待粥熟時，加入豬腎片、生薑片，鍋加蓋，繼續煮15分鐘，點入精鹽調味，即可供食之。服法，每日1次。

【功效】

滋腎強腰。適用於因房勞過度而致腎陰虧損，腰膝疼痛，步履無力等病症。

玉米鬚龜飲

【原料】

玉米鬚120克，龜1隻，精鹽少許。

【製作方法】

①將龜放入盆中，倒入40°C熱水，使其排盡尿，清水沖洗，宰去頭、爪，除去內臟，洗淨，待用。

②把玉米鬚擇去雜質，清水洗淨，與龜肉同放入鋁鍋內，加清水適量，鍋加蓋，置於火上，武火燒開後，改用文火煎熬1.5小時，點入精鹽調味，停火稍冷，過濾（或不過濾），食龜肉喝湯。

【功效】

滋陰補腎，生津降壓。適用於腎陰虧損的糖尿病、高血壓等病症。

攢絲燕窩鮮湯

【原料】

乾燕窩、雞蛋皮絲各18克，雞清湯1.5千克，生雞絲、火腿絲各45克，水發香茹絲、水發玉蘭片絲、荸薺絲各15克，料酒10克，食用鹼3克，精鹽、味精各適量。

【製作方法】

①先將燕窩放入碗內，加溫開水浸泡15～20分鐘，輕輕撈出，用鑷子除去燕毛及根，再用清水輕輕沖洗 2 ～ 3 遍（切不可揉搓），以洗淨灰土為準。然後，將冷水瀝盡，把碱放入燕窩中，加入適量的溫開水，用筷子慢慢拌勻，待燕窩泡發脹後，瀝去碱水，再用開水沖 3 ～ 6 遍，直至除去碱味為度。接著，用乾淨布擠去水分，待用。

②把上述幾種材料分別用開水汆熟，過涼水洗一洗，撈出後，再分別用雞清湯煨15～20分鐘，讓其入味，瀝去水分，按順序碼在深碗內，扣在湯體內（面朝上），再將燕窩蓋在上面。

③將煮鍋刷洗乾淨，置於旺火上，放入雞清湯，鍋加蓋，燒開後輕輕撇去浮沫，點入精鹽、味精調味，把湯直接倒入放好燕窩及材料的湯鉢內。注意，倒湯時要用勺壓住燕窩，防止沖散。即可上桌食用。

【功效】

滋補肺腎，益氣健脾。適用於肺腎陰虛而致咳喘、自汗、氣短、眩暈、耳鳴、反胃等病症。

天冬枸杞粥

【原料】

天冬30克，枸杞子15克，粳米90克。

【製作方法】

①將天冬、枸杞子用溫開水浸泡 5 分鐘，清水沖洗乾淨，加水煎取濃汁，待用。

②把粳米淘洗乾淨，倒入鍋內，加入天冬、枸杞汁，置

於火上煮成粥，食之。

③每日分２次服食。５～７天爲一療程。

【功效】

益腎養陰。對腎陰不足，口渴，手足心熱，腰膝酸軟，糖尿病等病症，有較好的療效。

團魚枸地湯

【原料】

團魚１隻，枸杞子35克，熟地黃15克，紹酒10克，生薑12克，味精１克，精鹽３克。

【製作方法】

①將團魚放入開水內燙死，刷洗幾遍，取刀斬頭、爪，揭去甲殼，挖出內臟，放入清水盆內洗淨，待用。

②將枸杞子、熟地黃用清水沖洗淨，待用。

③將生薑去外皮，清水洗淨，切成片，待用。

④把砂鍋刷洗淨，加清水適量，置於旺火上燒沸，將團魚肉、生薑片、枸杞子、熟地黃、紹酒齊放入鍋內，鍋加蓋，用文火慢煮２小時，點入精鹽、味精調味，即可上桌供食用。

【功效】

滋陰補腎。適用於肝腎陰虛所致的腰膝酸軟，頭昏、眼花、耳鳴等病症。

【注意】

滋膩粘滯，脾虛便溏者，忌食。同時，還要注意忌與莧菜同食。

木耳大棗冰糖粥

【原料】

黑木耳20克，大棗35枚，粳米100克，冰糖60克。

【製作方法】

①先將黑木耳放入溫水中浸泡，發漲後擇去蒂，除去雜質，撕成瓣狀，用清水沖洗淨，待用。

②把大棗逐枚去核，用清水洗淨，待用。

③將粳米淘洗乾淨，放入洗淨的鍋內，加清水適量，置於旺火上煮開，倒入黑木耳、大棗，共煮成粥，再加入冰糖拌勻，稍煮片刻，即可供食用。

【功效】

滋陰潤肺。適用於肺陰虛勞咳嗽，咯血，氣喘等病症。

靈芝銀耳羹

【原料】

靈芝15克，銀耳25克，冰糖45克。

【製作方法】

①將靈芝、銀耳放入大碗內，用溫開水泡發，反覆換水洗淨，待用。

②把煮鍋刷洗淨，加清水適量，置於旺火上燒開，加入靈芝、銀耳，鍋加蓋，用小火燉2～3小時，至銀耳湯稠，撈出靈芝，調入冰糖，稍煮片刻，即可服用。

③分為3次服，一日服完。

【功效】

養陰潤燥，滋補肺腎。適用於肺陰不足或肺腎兩虛的咳嗽，心神不安，失眠多夢，怔忡健忘，夢遺以及性功能減退等病症。

燕窩冰糖湯

【原料】

燕窩 8 克，冰糖24克。

【製作方法】

①先將燕窩放入盅內，加溫水浸泡鬆軟後，用小鑷子輕輕地揀去燕毛，撈出，用清水沖洗，瀝去水分，撕成細條，置於碗內，待用。

②用開水250毫升溶化冰糖，過濾去雜質，與燕窩一併放入鍋內煮沸，即可供服用。

【功效】

養陰潤肺，滋水補腎。適用於肺腎陰虧，虛勞咳嗽，腰痛眩暈，遺精，陰痿等症。

玉竹冰糠粥

【原料】

鮮玉竹60克，冰糖90克，粳米100克。

【製作方法】

①將新鮮玉竹洗淨，去掉根鬚，切碎加水煎，取濃汁去渣，待用。

②把粳米淘洗乾淨，與玉米汁一同入鍋，共煮為稀粥，粥成後放入冰糖，稍煮一二沸即可食用。服法，早晚服食。

5～7天爲一療程。

【功效】

滋陰潤肺，生津止渴。適用於肺陰受傷，肺燥咳嗽，或高熱病後煩渴，口乾舌燥，陰虛低熱不退。並可作爲各種類型心臟病心功能不全時的輔助食療。

【注意】

痰濕氣滯，胃部飽滿，口膩多痰，消化不良，舌苔厚膩的人宜服食。

糯芪瓢豬肚

【原料】

豬肚1個，糯米600克，生黃芪40克，枸杞20克，薑10克，精鹽6克，紹酒10克，味精8克。

【製作方法】

①將豬肚洗後，加精鹽內外反覆揉洗，放入開水中汆一下，過涼水洗一洗，瀝乾，待用。

②把黃芪刷洗乾淨，烘乾，研成粉末，待用。

③將枸杞放入碗中，用開水泡軟，洗淨，待用。

④把生薑去外皮，沖洗乾淨，切成片待用。

⑤將糯米淘洗後，用清水泡脹，再將糯米、黃芪、枸杞、紹酒瓢於豬肚內，封緊口，放入燉鍋內，加水燒開，撇淨浮沫，加生薑片，用中小火燒2～3小時後，加味精、精鹽調味，即可上桌食用。

【功效】

補中益氣，滋陰止汗。適用於陰虛內熱，迫汗外出，醒後即止，汗收後煩熱的盜汗病。

脊肉粥

【原料】

豬脊肉100克，粳米150克，精鹽、香油、川椒粉各適量。

【製作方法】

①將豬脊瘦肉放入清水中洗淨，切成小塊，用香油烹炒一下，裝盤待用。

②把粳米淘洗淨，與豬脊肉一起入鍋，加清水適量，置於火上煮粥，待粥將成時，加入精鹽，川椒，再煮一二沸，即可供食之。

【功效】

補中益氣，滋養臟腑，滑潤肌膚。適用於體質虛弱羸瘦，營養不良，脾胃虛寒等氣血不足之症。

天門冬冰糖粥

【原料】

天門冬30克，粳米90克，冰糖適量。

【製作方法】

①將天門冬洗淨，加水適量，煮一小時，取濃汁，去渣，待用。

②把粳米淘洗淨，直接放入煮鍋內，倒入天門冬濃汁，置於火上煮粥，沸後加入冰糖適量，再煮成粥，即可供服食。

③服法，每天一劑，早晚服食，3～5天爲一療程。

【功效】

滋陰潤肺，生津止咳。適用於腎陰不足，陰虛內熱，津少口乾，肺陰不足，肺虛有熱，乾咳少痰或無痰，痰中帶血，以及午後低熱，夜間盜汗的肺結核患者。

【注意】

虛寒腹瀉，外感風寒咳嗽者不宜服食。

黑豆胡子鯰湯

【原料】

大黑豆100克，胡子鯰1條（重量150克），杜仲10克，豬油、精鹽、味精各適量。

【製作方法】

①將黑豆用溫水浸泡2小時，去雜，洗淨，待用。

②把杜仲洗一洗，斬成碎末。放入藥袋內，紮緊，待用。

③把煮鍋刷洗淨，加清水適量，置於旺火上煮沸，將黑豆、杜仲入鍋，燉至黑豆熟透，取出杜仲，加入胡子鯰燉熟，放豬油、精鹽、味精，稍煮片刻，即可食用。

【功效】

填精補腎，壯腰益氣。對因房事過度，勞動過重，時常遺精或老年精氣虛弱引起的精液過少，性機能減退，腰部隱隱作痛，坐立不安，腰膝酸軟無力等病症，均有一定的療效。

百合花生粥

【原料】
百合、花生仁各15克,糯米30克。

【製作方法】
①將百合、花生仁放入大碗內,加溫開水浸軟,清水沖洗淨,待用。

②把糯米淘洗淨,直接放入鍋內,加入花生仁及清水適量,置於旺火煮沸,再放入百合,共煮成粥,即可食之。服法,每日睡前服食。3～5天為一療程。

【功效】
補肺養陰,健脾寧嗽。在日常生活中,適用於慢性支氣管炎,肺氣腫,哮喘,肺心病,肺結核,以及肺膿瘍、百日咳恢復期的調養。

棗蓮蛋糕

【原料】
麵粉、雞蛋、棗泥各500克,蓮肉400克,白糖650克,菜油20克。

【製作方法】
①將乾蓮肉去心,放入鍋內,加清水適量,置於文火上煮至熟炤軟,過一下涼水,瀝乾水分,用潔白布包住蓮肉,揉爛成茸,待用。

②把雞蛋打入白鐵桶內,用竹帚將蛋攪成蛋漿,攪時應順一個方向,先慢後快,逐漸加快,不停地攪30～45分鐘,

攪至蛋液呈稀狀時，白糖陸續撒入桶內，邊攪邊撒，撒完後再攪15～20分鐘。待蛋漿由淡黃色轉變爲白色時，再將麵粉、蓮肉茸不斷撒入，撒麵粉時，應慢慢地攪動，待調和均勻爲度，待用。

③將蒸籠墊上乾淨布，放入木製方形框，抹上茱油後，把蛋液倒二分之一，用鐵瓢舀入方形框內擀平，上籠蒸5～10分鐘，撒入棗泥擀平，再倒入餘下的蛋液擀平，再次入籠蒸熟，用小刀切成長條方塊，即可供食用。

【功效】

健脾益胃，滋陰潤燥，養心安神。適用於脾虛，體倦無力，食少便溏，崩漏帶下，夜寐多夢，遺精等症。

小麥百合湯

【原料】

小麥30克，甘草10克，百合15克，大棗10枚，生地、生龍骨各18克。

【製作方法】

①將紅棗去籽，與甘草、百合、生地、生龍骨、小麥一起用清水洗淨，待用。

②把生龍骨先入鍋，加清水適量，置於旺火上煮沸，轉爲用文火煮15～20分鐘，其餘5味再入鍋同煮，1小時後離火，去渣飲湯。

【功效】

清熱滋陰，寧心安神。適用於心肝陰虛血少之心煩不安、失眠、心悸等症。

枸杞葉粥

【原料】

枸杞葉250克，粳米150克，五味子、豆豉汁各適量。

【製作方法】

①將枸杞葉去雜，清水沖洗淨，取刀切細，待用。

②把粳米淘洗淨，與豆豉汁拌和，入鍋，兌水，置於火上，共煮成粥，加入枸杞葉，稍煮片刻，離火。

③將五味子研粉，再與粥調和後食用。

【功效】

滋補腎陰。適用於五勞七傷所致的體倦乏，房事衰弱等症。

芝麻蜂蜜粥

【原料】

芝麻、蜂蜜各50克，粳米200克。

【製作方法】

①將粳米與芝麻分別用清水淘洗乾淨，瀝乾，直接放入鍋內，加清水適量，上火燒開後，改用小火熬煮成粥。

②食用時，調入蜂蜜拌勻即可。

【功效】

補益肝腎，養血和血，潤腸通便。主治肝腎陰虛，鬚髮早白，身體虛弱，頭暈目眩，貧血，腸燥便秘，四肢麻痹等症。

楊桃根鱉肉湯

【原料】

楊桃樹根50克，鱉肉100克，豬肉、精鹽各適量。

【製作方法】

①將楊桃樹根去雜，清水沖洗淨，砍成小段，待用。

②把鱉肉洗一洗，淨後切成小塊，待用。

③將煮鍋刷洗淨，加水適量，置於旺火上煮沸，倒入楊桃根及鱉肉湯，鍋加蓋，用文火煮3小時，除去楊桃樹根，加豬油、精鹽調味，即可供食用。服法，一天分兩次食之。

【功效】

澀精填精，補腎益氣。適用於因性生活不節制或青少年時期手淫過多，以及用腦過度等原因致使腎精虧耗，性功能減退，遺精，腰腿酸軟，心跳氣短，精神困倦，頭昏失眠等病症。

雪羹湯

【原料】

海蜇80克，鮮荸薺35克。

【製作方法】

①將海蜇用溫水泡發，沖洗乾淨，用刀切碎，待用。

②把鮮荸薺洗淨，去皮，再用清水沖洗，待用。

③將切碎的海蜇和荸薺一齊放入洗淨的砂鍋內，加清水適量，置於旺火上煮沸後，改用小火煮1小時，煮好後，將湯倒入碗內，分次服用。

【功效】

養陰清熱，潤肺止咳。適用於陰虛內熱的咳嗽，痰黃而粘稠，口燥咽乾等病症。

鴨　粥

【原料】

靑頭雄鴨1隻，粳米120克，生薑8片，精鹽、料酒各適量。

【製作方法】

①將粳米淘洗乾淨，瀝乾水，待用。

②把靑頭雄鴨宰殺，沸開水燙後，去毛及內臟，用淸水反覆洗淨，入洗淨的煮鍋，加淸水適量，置於火上煮沸，轉爲用小火煮3小時。

③將生薑去外皮，淸水沖洗淨，切成片，待用。

④待鴨子煮至肉極爛時，入粳米、料酒、薑片，共煮成粥，以精鹽調味，可供食用。

⑤服法，2～3天爲1劑，每日服食2次，5～7天爲一療程。

【功效】

補虛勞，滋陰血，健脾胃，消水腫。適用於身體虛弱，骨蒸勞熱，水腫等病症。同時，此粥還可以作爲扶正利水的輔助治療食品，常食之，也具有轉好的療效。

【注意】

陰虛脾弱，大便溏泄者不宜服食。

蟲草紫河車蛋糕

【原料】

紫河車粉250克，蟲草30個，雞蛋、白糖各800克，麵粉700克。

【製作方法】

①將多蟲夏草用溫開水浸泡30分鐘，換清水反覆洗淨，待用。

②把雞蛋去殼入盆，加白糖，用打蛋器順著一個方向攪拌，攪至起泡沫至乳白色，蛋汁大約增漲2.5～3倍時，及時加入麵粉、紫河車粉攪拌均勻，待用。

③將細草紙舖於蒸籠底部，寬約3.5公分、長16公分的薄木板立置於籠邊，使蒸氣易上升，將蛋麵糊倒入籠內，再把蟲草平放在麵上，置於旺火沸水鍋上，約蒸30～45分鐘，取出翻於面案上即成。

【功效】

益氣養血，補腎益精。適用於男女一切虛損勞傷引起的勞熱骨蒸、盜汗、咳嗽氣喘、吐血、咯血等病症。

【注意】

病人趁熱食之，易消化。

小麥桂圓紅棗粥

【原料】

小麥米150克，糯米100克，桂圓肉25克，紅棗35克，白糖100克。

【製作方法】

①將紅棗逐枚去籽，洗淨，與桂圓肉一同切成碎米粒狀，待用。

②把小麥米與糯米分別用溫開水浸泡至發漲，淘洗乾淨，直接放入洗淨的鍋內，加淸水適量，置於旺火上燒開後，改用小火慢慢熬煮，待米粒將要開花時，加入桂圓肉、紅棗、白糖攪勻，繼續熬煮至熟爛爲度，即可供食用。

【功效】

養心益腎，清熱止渴，補中益氣。適用於煩熱，消渴，臟燥，泄利等病患者，常食之，均有較好的療效。

燕窩粥

【原料】

燕窩 8 克，糯米60克，冰糖100克。

【製作方法】

①將燕窩用溫水浸泡發漲，再放入涼水中，用小鑷子將燕毛擇淨，清水沖洗淨，待用。

②把糯米淘洗淨，直接倒入刷洗淨的煮鍋裡，加淸水適量，置於旺火上煮開，加入燕窩、冰糖，轉爲文火熬煮成粥。服法，每日早晚有食。

【功效】

養陰潤肺，適於虛損，肺結核，慢性咳嗽，盜汗，大便乾燥等病症患者食用。

【注意】

脾胃虛寒，痰濕停滯及患感冒者忌服。

地黃飴糖蒸烏雞

【原料】

烏骨雞1隻，生地黃250克，飴糖150克。

【製作方法】

①將烏骨雞宰殺，用沸開水燙一燙，去毛和內臟，清水沖洗乾淨，待用。

②把生地黃洗一洗，瀝乾，切成細絲，與飴糖拌勻後，放入雞腹內，用白線縫好，放入搪瓷碗內，待用。

③將盛烏骨雞的搪瓷碗放入蒸籠內，上火，蒸至熟透即成。

【功效】

益精髓，壯腰腎。適用於腎精虧虛引起的性機能減退，腰背疼痛，不能久立，乏力少氣，身重盜汗等病症。

一味薯蕷飲

【原料】

生懷山藥250克，冰糖30克。

【製作方法】

①將生懷山藥去皮，清水沖洗淨，切成片，待用。

②把煮鍋刷洗淨，加清水適量，置於旺火上燒開，加入懷山藥片，鍋加蓋，煮1小時後，再放入冰糖調味，即可食之。服法，不拘時，徐徐溫飲之。

【功效】

潤肺補脾，益腎固腸。適用於肺陰虧虛引起的癆病（肺

結核）發熱或喘或咳、自汗乏力。以及由於脾腎虛弱所致的不思飲食，心腹虛脹、泄瀉、下痢、遺精、盜汗、消渴、尿頻等病症。

黑豆小麥蓮棗湯

【原料】

黑豆、浮小麥30克，蓮子7枚，黑棗7枚，冰糖少許。

【製作方法】

①把黑豆和浮小麥用溫水浸軟，清水沖洗淨，入鍋加水煮，取濃汁去渣，待用。

②將蓮子去心，與黑棗一塊洗淨，用上汁煮蓮子和黑棗至熟，加入冰糖，略煮待冰糖溶化即可。服法，每日一劑，早晚飲服。

【功效】

滋腎補脾，養心安神。適用於脾虛腎氣不達之神經衰弱，輔食有效。

粟米紅棗粥

【原料】

粟米150克，紅棗、桔餅各25克，白糖100克。

【製作方法】

①將紅棗逐枚去核，洗淨，與桔餅一同切成碎米狀，待用。

②把粟米簸去糠皮雜物，用清水淘洗乾淨，直接放入鍋內，加清水適量，置於旺火上燒開，轉用小火熬煮。待米粒

開花時，加入紅棗、桔餅、白糖熬煮成粥，即可食用。

【功效】

和中健脾，益腎滋陰，清熱解毒，利尿，主治脾胃虛熱，反胃嘔吐，消渴，泄瀉，小兒消化不良等病症。

紅杞烏參鴿蛋

【原料】

紅枸杞15克，水發烏參2隻，鴿蛋12個，精鹽5克，黃酒30克，味精2克，胡椒粉3克，醬油15克，豬油100克，花生油500克，生薑4克，雞湯、生粉、肉湯各適量。

【製作方法】

①將烏參內壁膜撕開清洗乾淨，放入肉湯內汆一下，撈出，倒出湯，再放新湯，並將烏參入鍋汆一下取出，用刀在腔壁剖菱形花刀，但不要剖透，保持外形，待用。

②把鴿蛋放入清水鍋內，置於火上，用文火煮熟，撈出，放入冷水裡浸泡10～15分鐘，慢慢地剝去殼，待用。

③把生薑去外皮，清水沖洗淨，切成細絲，待用。

④把炒鍋刷洗乾淨，置於火上，放入花生油起油鍋，將鴿蛋滾滿乾生粉，放入油鍋中，炸至外表皮呈黃色，撈出，待用。

⑤另取一個鍋，洗淨燒熱，放入豬油50克，待油六成熱時，下生薑絲煸香，加雞湯稍煮，撈出薑不用，再加入醬油、黃酒、胡椒粉、烏參，用旺火燒沸，撇淨浮沫，轉用文火煮40分鐘，加鴿蛋、洗淨的枸杞，鍋加蓋，煨10分鐘，烏參取出擺入盤內，鴿蛋圍在周圍。

⑥在鍋內留下的湯汁，兌少許清水，以旺火燒沸後，加

味精，並用水生粉勾芡，淋上滾熱的豬油約50克，然後將芡汁澆在烏參和鴿蛋上，即可上桌供食用。

【功效】

滋陰滋肺，補肝明目。適用於精血虧損，虛勞，陽痿，遺精等病症。

黑豆紅棗紅糖粥

【原料】

黑豆、紅棗各50克，糯米100克，紅糖150克。

【製作方法】

①將紅棗逐枚去核，清洗乾淨，待用。

②把糯米與黑豆拾去雜質後，用水浸過夜，再用清水淘洗乾淨，直接放入煮鍋內，加清水適量，置於旺火上燒開，轉用小火慢慢熬煮，待米粒開花時，及時地加入紅棗繼續煮至米、豆爛熟粥稠時，加入紅糖調味，可供食之。

【功效】

補脾益腎，養血潤燥，滋液斂汗。適用於腎虛消渴，貧血，黃疸，浮腫，氣虛自汗，陰虛盜汗及婦人產後煩熱口渴等病症。

杞豆湯

【原料】

黑大豆30克，枸杞25克。

【製作方法】

①將黑大豆洗淨，放入砂鍋內，加清水適量，置於旺火

上燒沸，轉用文火繼續煨燉。

②把枸杞用溫開水浸泡至漲，待大豆燉熟時，加入枸杞，繼續燉至豆爛熟即可。

③服法，每日晚空腹服1次，飲湯食豆和枸杞。連服食半月。

【功效】

滋補腎精。宜用於肝腎不足，腰膝酸軟，遺精及眩暈等病症。

【注意】

舌苔厚膩，食少腹脹者忌服食。

蘇木黑豆紅糖湯

【原料】

黑豆30克，蘇木12克，紅糖適量。

【製作方法】

①將黑豆用溫水浸軟，換清水洗淨，待用。

②把蘇木洗一洗，用刀斬碎，待用。

③將煮鍋刷洗淨，把黑豆、蘇木放入鍋內，加清水適量，置於旺火上燒開，轉用文火煮2小時後，加入紅糖溶化即可。服法，每日1劑，分2次服。

【功效】

滋腎調中，活血調經。主治婦女月經不調等病。

補髓鮮湯

【原料】

豬脊髓250克，鱉1隻，生薑、胡椒粉、味精、精鹽各適量。

【製作方法】

①將鱉用沸水燙死，揭去甲殼，除去內臟、頭、爪，用清水沖洗乾淨，待用。

②把豬脊髓洗淨，放入碗內，待用。

③將生薑去外皮，清水沖洗淨，切成片，待用。

④把煮鍋洗淨，加清水適量，置於火上煮沸，放入鱉肉、薑片，鍋加蓋，用文火煮2小時，再將豬脊髓、胡椒粉放入鍋內一起煮熟，點入精鹽、味精調味，可供食之。

【功效】

滋陰補腎，填精補髓。適用於中老年人腎精不足而性機能減退，腰膝疼痛，頭昏目眩，多夢遺精等病。

豇豆粥

【原料】

豇豆、粳米各100克。

【製作方法】

①將豇豆用溫開水浸泡至發漲爲度，換清水反覆清洗，待用。

②把粳米淘洗乾淨，直接放入鍋內，再放入豇，加清水適量，上火燒開後轉用小火熬煮，直至米、豆爛熟成粥即成。

【功效】

補腎健脾，生津止渴，滲濕利尿。適用於脾胃虛弱，泄利吐逆，消渴，多尿，遺精，帶下，小便頻數等病症。

羊龜參杞湯

【原料】

羊肉、龜肉各500克，黨參、枸杞子、製附片各10克，當歸6克，熟豬油、胡椒粉、味精、精鹽、料酒、生薑各適量。

【製作方法】

①將龜肉用沸水燙一下，用刀刮去表面黑膜，剔去腳爪，清水反覆洗淨，待用。

②把羊肉洗去血水，與龜肉隨冷水下鍋，置於旺火上煮開，撈出，再用清水洗淨，分別用刀切成小塊，待用。

③將黨參、枸杞子、製附片、當歸用溫開水浸軟，用冷水洗淨，待用。

④把鍋刷洗淨，置於旺火上，下豬油起油鍋，倒入龜肉和羊肉煸炒，加入料酒、炒乾水分，待用。

⑤將生薑去外皮，清水沖洗乾淨，切成片，待用。

⑥用砂鍋放入煸炒過的龜、羊肉，再放黨參等4種中藥及生薑片，加清水適量，大火燒開後移到小火上燉至九成爛時，再放精鹽、胡椒粉、味精等調味，即可離火上桌供食用。

【功效】

補陰生血，補腎壯陽。適用於貧血，腰膝酸軟等病症。

核桃蠶蛹湯

【原料】

核桃仁、蠶蛹各80克。

【製作方法】

①將核桃去外殼後取仁，用清水沖洗乾洗，待用。

②把蠶蛹用清水沖洗乾淨，與核桃仁一同放燉盅內，加清水適量，盅加蓋，隔水清燉60分鐘即可食用。服法，每日1次。

【功效】

滋腎澀精，補血益血。適用於精液虧耗而致性功能減退，腰痛氣喘，頭昏耳鳴等病症。

刀豆腰菇粥

【原料】

刀豆子、水發香菇各50克，豬腰子100克，秈米200克，小麻油20克，薑末、精鹽、味精、胡椒粉、料酒各適量。

【製作方法】

①將豬腰子和水發香菇去雜，清洗乾淨切成小丁，待用。

②把秈米淘洗乾淨，直接放入鍋內，加開水適量，置於火上，用小火煮粥。

③取鍋刷洗乾淨，將小麻油下鍋，燒熱後，加入洗淨的刀豆子、豬腰子、香菇一起翻炒，再依次加入料酒、精鹽、薑末、胡椒粉、味精炒拌入味，裝盤，待用。

④待秈米煮成粥狀時，將盤裡材料加入粥內，稍煮片刻，即可食用。

【功效】

溫中補脾，滋腎壯腰。主治腎虛腰痛，脾虛呃逆等病

症。

【注意】

脾胃不足者宜長期服用此粥。

黑豆圓肉大棗湯

【原料】

黑豆80克,桂圓肉15克,紅棗40克。

【製作方法】

①將黑豆用溫開水浸泡以軟爲度,換清水淘洗乾淨,待用。

②把紅棗逐枚去核,用水沖洗淨,待用。

③將煮鍋刷洗淨後,加清水適量,置於旺火上燒開,加入黑豆、紅棗、桂圓肉,鍋加蓋,改用文火煨1～2小時即可。

④服法,每日1劑,分2次溫服,15天爲1療程。

【功效】

健脾補氣,養陰血,止虛汗。適用於脾腎氣不足,脾胃虛弱所致之貧血、神經衰弱、心悸怔忡,自汗盜汗等病症。

香油龜薑湯

【原料】

烏龜1隻,重約1000克,香油4克,生薑8克,精鹽、料酒、味精、豬油各適量。

【製作方法】

①先將活龜放入盆中,加熱水(約40℃),使其排盡

尿，宰去頭、足，剖開去龜殼，再用小刀刮淨殼內肉，洗淨五臟，將龜肉剁成小塊。待用。

②把生薑去外皮，清水洗淨，切成片，待用。

③將鍋刷洗淨，置於旺火上，將豬油倒鍋內燒熱，下薑片煸炒，再下龜肉用熱油爆炒，加精鹽、料酒，放適量清水，裝大砂鍋煨至爛熱，點入味精調味，裝碗上桌，可供食用。

【功效】

滋陰補腎。適用於遺精，虛弱等病症。

山藥燒甲魚

【原料】

甲龜一隻，重量約800克，山藥70克，枸杞20克，女貞子25克，熟地15克，豬肥瘦肉100克，薑塊20克，熟豬油10克，醬油15克，精鹽4克，味精1克，胡椒麵1克，肉湯1000克。

【製作方法】

①先將甲魚腹部朝天，待頭伸出時，一刀宰去三分之二，放盡血，用清水沖洗一下，放入沸水中煮10～15分鐘，撈起，用小刀將甲魚周圍的裙邊、腹部軟皮與四肢粗皮刮洗淨，再入沸水鍋內煮15～20分鐘，剝去甲殼，挖出內臟，用清水反覆刷洗乾淨，用刀切去腳爪，再將魚肉切成小塊，再入沸水鍋內煮5分鐘，撈出，過冷水，洗去腥味，瀝乾，待用。

②把豬肉洗淨，用刀切成塊，入沸水鍋內燙10～15分鐘，撈出，待用。

③將中藥材放入冷水中洗淨，切成片，裝入雙層白紗布袋封緊口，等用。

④把生薑塊去外皮，清水洗淨，切成薄片，待用。

⑤將砂鍋刷洗淨，置於旺火上，下熟豬油燒熱，下生薑片炒出香味，加豬肉炒幾下，加精鹽、醬油、紹酒15克、肉湯、中藥袋，鍋加蓋，旺火燒開，倒入甲魚肉、胡椒麵，轉用小火熰炢。

⑥把甲魚倒入炒鍋裡，置於中火上，倒入用溫開水洗淨的枸杞，揀出薑片，藥包，加入味精、精鹽調味，淋入麻油推勻入盤，即可上桌食用。

【功效】

補肝腎，健脾胃，養血益氣。適用於肝腎陰虛所致的腰酸痛，遺精，頭暈眼花等病症。

【注意】

甲魚不與鵝、兔肉同食，也不與薄荷同煮。

阿膠白皮粥

【原料】

阿膠、桑白皮各15克，糯米100克，紅糖 8 克。

【製作方法】

①將桑白皮用清水洗淨，入砂鍋，加清水適量，煎濃汁，取汁兩次，待用。

②把糯米淘洗淨，入鋁鍋，加清水上火煮約20分鐘後，倒入藥汁、阿膠，再煮成粥，以紅糖調味。

【功效】

補血滋陰，潤燥清肺。適用於血虛、虛勞、肺陰虧損、

陰傷液燥所致的久咳、咯血、便血、月經過少、崩漏、胎動等病症。

酸棗仁粥

【原料】

酸棗仁90克，大米400克。

【製作方法】

①先將酸棗仁洗一洗，瀝乾水，入鍋炒熟，再放入砂鍋裡，加清水適量煎熬，取其藥液，待用。

②把大米淘洗乾淨，放入鋁鍋內，倒入藥液，置於火上，熬至成粥。可供食用。

【功效】

養陰，補心，安神。適用於心脾兩虛、心煩不眠等病症。

黑豆紅花湯

【原料】

黑豆50克，紅花6克，紅糖30克。

【製作方法】

①將黑豆用溫水泡軟為度，用冷水清洗乾淨，待用。

②把紅花洗一洗，裝入藥袋內，包好紮緊，待用。

③將煮鍋刷洗乾淨，加清水適量，置於旺火上燒開，加入黑豆、藥袋，鍋加蓋，共煮至黑豆酥爛，去渣澄汁，加紅糖至溶化即可。

【功效】

補腎，活血，祛瘀，通經。主治閉經。凡因血脈瘀阻而引起的婦女月經閉止，小腹時而冷痛作脹者，均可輔飲此湯。

【注意】

唯血虛經閉者忌飲。

人參鹿肉湯

【原料】

人參、黃芪、芡實、枸杞各5克，白朮、茯苓、熟地、肉蓯蓉、肉桂、白芍、益智仁、仙茅、澤瀉、棗仁、淮山藥、遠志、當歸、菟絲子、懷牛膝、淫羊藿、生薑各3克，鹿肉250克，精鹽、胡椒麵各適量。

【製作方法】

①將鹿肉除去筋膜，用清水洗一洗，放入沸水鍋內煮5分鐘，撈出，過冷水，用刀切成1寸左右小塊，把鹿骨頭拍破，待用。

②把上述中藥洗一洗，瀝乾水，裝入藥袋，紮口，待用。

③將鹿肉、鹿骨放入大鋁鍋內，再放入藥袋，加清水適量，放入清洗切成片的生薑及胡椒麵、精鹽。

④把鋁鍋置於武火上燒沸，打去泡沫，改用文火煨燉2～3小時，待鹿肉燉爛即成。

【功效】

塡精補腎，大補元陽。適用於體虛羸瘦，面色痿黃，四肢厥冷，腰膝酸痛，陽痿，早泄等病症。

大麥豇豆粥

【原料】

大麥米300克，豇豆100克，紅糖80克，碱麵2克。

【製作方法】

①將大麥米與豇豆分別用溫開水浸泡至發漲爲度，過冷水洗淨，待用。

②把煮鍋刷洗淨，加清水適量，置於旺火上燒開，倒入大麥米和豇豆，鍋加蓋，煮15分鐘後，加入少量碱麵，用文火煎煮，並不斷攪動，以防大麥米糊底，待米粒熟，豇豆開花時，拌入適量紅糖以調味，稍煮片刻，成粥即可。

【功效】

健脾益腎，清熱利水，消積寬腸。適用於食滯泄瀉，小便淋痛，脾胃虛弱，瀉痢，吐逆，消渴，遺精，帶下，小便頻數等病症。

青筍枸杞肉絲

【原料】

枸杞子、青筍、豬油各100克，瘦豬肉500克，精鹽、白糖、料酒、芝麻油、水豆粉、醬油各適量。

【製作方法】

①將瘦豬肉放入清水中洗淨，切去筋膜，切成長6公分的絲，待用。

②把青筍放入鍋裡，加清水適量，鍋加蓋，旺火燒沸10分鐘，撈出，過冷水洗淨，切成6公分長的細絲，待用。

③用溫水浸泡枸杞子，撈出，擇去老蒂頭，清水沖洗淨，待用。

④炒鍋刷洗淨，置於旺火上，加入豬油起油鍋，再將肉絲、筍絲同時下鍋化散，烹入料酒，加入白糖、醬油、精鹽、味精攪勻，投入枸杞，翻幾下，淋入芝麻油，炒熟即成。

【功效】

滋陰補腎，增強性慾。適用於體質虛弱，性冷淡，氣短乏力，目眩頭昏，視物模糊，腰酸腿軟等病症。

紅糖烏豆蛋湯

【原料】

紅糖、烏豆各100克，雞蛋2個。

【製作方法】

①將烏豆用溫開水浸泡至軟爲度，換冷水洗淨，待用。

②把煮鍋刷洗淨，加清水適量，置於旺火上燒沸，倒入烏豆，鍋加蓋，以文火煮2小時，直至爛熟，再加紅糖稍煮，沖蛋花，即成。

【功效】

滋腎補血。主治貧血及其他虛證。

芝麻烏梅湯

【原料】

芝麻120克，冰糖30克，烏梅15克。

【製作方法】

①將芝麻揀去雜質，清水洗淨，瀝乾水分，待用。

②把烏梅用清水洗一下，用溫開水泡１日，連湯倒入洗淨的煮鍋內，加芝麻及冰糖，置於火上燒開，改爲用微火煮20～40分鐘，取汁服之。服法，每日１劑，分２次飲服。

【功效】

滋補肝腎，斂肺止咳。適用於肝腎陰虛，久咳不止，乾咳或痰液稀少等病症。

天麻燒魚肚

【原料】

水發魚肚200克，天麻20克，熟肉糕50克，勾藤15克，熟火腿、玉蘭片各40克，熟鴨肉250克，精鹽４克，薑塊12克，味精２克，熟豬油60克，紹酒10克，濕澱粉７克，清湯200克，熟雞油１克。

【製作方法】

①將天麻、勾藤用清水沖洗淨，切成極薄片，用熱水浸漲爲度，入砂鍋加水，煎取濃藥汁，待用。

②把水發魚肚洗一洗，切成條塊，鴨肉、肉糕切成塊，玉蘭片、火腿切成片，待用。

③將炒鍋刷洗乾淨，置於旺火上，下熟豬油起油鍋，投入洗淨的薑片炸出香味，撈出，摻清湯、藥汁，加入鴨肉、玉蘭片、魚肚、紹酒燒約10～15分鐘，再加精鹽、味精調味，待湯稠時，下濕澱粉推勻入盤，撒上火腿片，淋上熟雞油即成。

【功效】

補腎滋肝，養血熄風。對肝腎陰虛肝風內動，頭暈眼

花，耳鳴等病，具有較好的療效。

菜油黃酒燒龜肉

【原料】

龜1隻，重量250～500克，菜油60克，黃酒20克，生薑8克，花椒、冰糖、醬油、精鹽各適量。

【製作方法】

①將龜放入盆中，加熱水（約40℃），使其排盡尿，宰去頭、足，去除龜殼、內臟，用清水反覆洗淨，將龜肉用刀切成塊，待用。

②把生薑去外皮，清水沖洗淨，切成極薄片，待用。

③將炒鍋刷洗淨，置於旺火上，加菜油，燒六成熱後，放入龜肉塊，反覆翻炒，再加生薑片、花椒、冰糖、精鹽等調料，烹以醬油、黃酒，加適量清水，鍋加蓋，繼續煮5～10分鐘。改用文火燉，至龜肉爛熟，即成。

【功效】

填精補腎，滋陰益血。適用於腎精不足而致的性冷淡，頭暈耳鳴，失眠心悸，以及陰虛、血虛出現的低熱等陽亢之證。

炒苦瓜籽

【原料】

苦瓜籽、黃酒各60克。

【製作方法】

①將若瓜切成兩半，取籽，洗一洗，炒熟研末，用黃酒

送服即可。

②服法，每次15～20克，一日３次，10天為１療程。

【功效】

潤脾補腎。主要用於治療陽痿等症。

雙子雀蛋

【原料】

菟絲子15克，枸杞子15克，雀蛋10個。

【製作方法】

①將菟絲子和枸杞洗一洗，入砂鍋，加清水適量，置於火上煮沸，轉用小火煮30～45分鐘，去渣留汁，待用。

②把雀蛋入鍋加水煮熟，剝去蛋殼，與藥汁同煮15～20分鐘，即可飲湯吃蛋，連吃多次。

【功效】

補肝腎，填精。用於治肝腎兩虛的陽痿、早泄、腰膝酸軟等症，具有很好的療效。

海紅扒魚翅

【原料】

水發魚翅1000克，勝芳小螃蟹1500克，胡蘿蔔120克，母雞１隻，重量450克，火腿250克，豬肉750克，熟豬油60克，清湯500克，料酒15克，玉米粉9克，薑塊30克，味精、精鹽各適量。

【製作方法】

①把發好的魚翅用熱水煮兩次，每次約40分鐘，撈出，

過冷水，刷洗去其雜物，放入瓷盆內，加入切成片的豬肉，待用。

②將母雞宰殺，去毛及內臟，清水洗淨，用刀砍成兩半，將一半放入盛魚翅的瓷盆內，加入切成片的火腿，待用。

③把生薑塊去外皮，切成片，一半放入盛魚翅的瓷盆內，倒入料酒約6克，上蒸鍋蒸爛（以用筷子挑起翅子中間兩頭下垂爲準）取出。

④將魚翅用開水沖1次，再放入瓷盆內，加入餘下的母雞肉、生薑片、料酒，再蒸30分鐘左右。

⑤把螃蟹刷一刷，清水沖洗乾淨，上籠蒸熟，取出肉和蟹黃，切碎，待用。

⑥將胡蘿蔔去外皮，清洗淨，切成細絲，用熟豬油在微火上炸成泥狀，油即變成紅色。

⑦先將蟹肉煸好，放入清湯60～90克，加入味精、料酒少許，再將已蒸好的魚翅用開水汆一下，潷淨，放入鍋內，微火烤濃，然後勾芡，加入紅胡蘿蔔油，倒入大盤中，即可上桌，食用。

【功效】

滋陰補腎，強筋壯骨。適用於腎精虧損，筋骨酸軟，陰莖舉而不堅，行走無力等症。

二冬嫩蛋

【原料】

鮮雞蛋5個，二冬膏、熟豬油各150克，精鹽3克，濕澱粉2克，味精1克，鮮湯400克。

【製作方法】

①將雞蛋磕入大碗內，用筷子順著一個方向攪散，加入精鹽、二多膏、濕澱粉、味精、鮮湯攪勻，待用。

②把炒鍋刷洗淨，置於中火上，下熟豬油燒熱，將雞蛋漿倒入鍋內，用炒瓢推動炒熟，起鍋盛於盤中，即可上桌食用。

【功效】

潤肺止咳，補腎安神。適用於肺虛火咳，乾咳無痰，虛熱口燥等病症。

【注意】

肺寒咳嗽者忌食。

芝麻糖漿

【原料】

黑芝麻250克，白蜜、生薑、冰糖各120克。

【製作方法】

①將芝麻洗一洗，去雜，瀝乾水分，入鍋炒，盛起攤冷，待用。

②把生薑去外皮，清洗乾淨，攪爛取汁，去渣，待用。

③將白蜜上鍋蒸熟，冰糖搗碎蒸後與白蜜合起調勻，待用。

④把芝麻與生薑汁拌勻後，再入鍋炒，盛起攤冷，再拌白蜜冰糖即成。服法，一日3次，1次1匙。

【功效】

補腎納氣，止咳平喘。適用於老年腎虛所致之慢性氣管炎，以咳喘為主者。

甘蔗高粱粥

【原料】

甘蔗漿500克，高粱米150克。

【製作方法】

①將高粱米用溫開水浸泡，以漲透爲度，用清水淘洗乾淨，待用。

②把煮鍋刷洗乾淨，加清水適量，置於旺火上燒沸，倒入高粱米，鍋加蓋，用文火煮至粥成時，加入甘蔗漿拌匀，稍煮片刻，即可食用。

【功效】

滋陰潤燥，和胃止嘔，下氣止咳，清熱解毒。適用於肺熱燥咳，熱病傷律，心煩口渴，涕唾粘稠，反胃嘔吐，大便乾結等病症。

香油拌肺片

【原料】

豬肺1具，香油30克，醬油20克，味精1.5克，白糖1克，萵筍50克，葱白段10克，花椒少許。

【製作方法】

①將鮮豬肺洗乾淨，以色白爲度，放入鍋內，加清水、薑塊、花椒、葱節，共煮半小時，撈起，過冷水洗一洗，用刀切成薄片，待用。

②在鍋裡重新加入清水，旺火煮開，把豬肺片放入開水裡燙一燙，撈出，放在大盤中，將萵筍片也放入開水燙一

燙,撈出,與豬肺放在一起。

③將熟香油、味精、醬酒、白糖調成味汁,淋在肺片、筍片上即成。

【功效】

滋陰潤燥,補肺止咳。適合肺虛燥咳患者食用。

觀音茶

【原料】

黑芝麻、藕粉、粳米、淮山藥、白糖各500克。

【製作方法】

①將芝麻、粳米、淮山藥分別淘洗乾淨,入鍋炒熟,研成細末。過篩,待用。

②將以上細粉與藕粉、白糖混合均勻,備用。

③服法,每日1～2次,每次30克,用白開水沖服。

【功效】

補脾腎,益氣血。可用於治療脾腎虛弱,氣血不足者等病症。健康人常服可防止早衰早老。

羊蜜膏

【原料】

生地黃汁200克,熟羊脂、熟羊髓、白蜂蜜各250克,生薑汁25克。

【製作方法】

①先將煮鍋刷洗乾淨,置於武火上,倒入熟羊脂熬開,下入熟羊髓燒開,再加入白蜂蜜燒開,再下入地黃汁、生薑

汁燒開，並不停地用鋁鏟攪拌。

②把煮鍋移至文火上煎熬，至膏成粉狀停火，稍晾後，盛入瓷罐中，備用。

③食用時，每天空腹溫酒沖服一湯匙。

【功效】

補髓填精。適用於腎精虧損之痛，足酸軟無力，性力能減退，以及再生障礙性貧血等病症。

小米粥

【原料】

小米80克，白糖適量。

【製作方法】

①將小米淘洗乾淨，待用。

②把煮鍋洗淨，加清水適量，置於旺火上煮沸，倒入小米，鍋加蓋，轉用小火煮至粥成時，加入白糖調味，稍煮片刻，即可食用。

【功效】

補中益氣，和脾益腎。對於脾胃虛弱而引起的不思飲食，消化不良，反胃嘔吐，形體消瘦，虛汗乏力，煩胃，小便不利及以婦人產後虛弱，小兒體弱等均有調補作用。

【注意】

感受外邪，發熱不退者不可多食。

芝麻黑豆泥鰍粥

【原料】

泥鰍200克，粳米100克，黑豆、黑芝麻各60克，料酒、生薑、味精、精鹽各適量。

【製作方法】

①把泥鰍宰殺，放入沸水鍋內燙一燙，過冷水洗淨，放入碗內，入料酒、精鹽、味精，上籠蒸至爛透，去骨、刺，待用。

②把粳米、黑豆、黑芝麻分別洗淨，入鍋加水熬粥，待米豆熟爛時，兌入泥鰍，再煮片刻即可供食用。服法，每日早晚，溫熱服食。

【功效】

補腎健脾，養血生髮。適用於脾腎兩虛，精血虧損，症見脫髮，鬚髮早白；或面色萎黃，陽痿，消渴，便秘，或濕盛瘡癬瘙癢等症。

【注意】

大便溏泄者不宜多服本粥。

兩米芸豆粥

【原料】

特一粳米300克，小米，芸豆各200克。

【製作方法】

①將粳米、小米淘洗乾淨，待用。

②把芸豆用溫水浸泡，以軟爲度，過冷水洗淨，入鍋加水適量，置於火上，煮爛後，加水與粳米、小米，用旺火煮沸，改用小火煮成粥。由於芸豆有白、紫、黃等色，小米黃色、粳米白色，所以粥色鮮美，口味宜人。服法，每日早晚，溫熱調服。

【功效】

養腎氣，除胃熱。適用於身體虛弱，腰膝酸軟，自汗遺尿，脘腹痞悶，不思飲食等症。

桑椹粥

【原料】

桑椹50克，糯米、冰糖各100克。

【製作方法】

①將桑椹浸泡片刻，洗淨，待用。

②把糯米淘洗乾淨，下鍋加清水適量，上火燒開，加入桑椹、冰糖熬煮成粥即可。

【功效】

養血滋陰，補益肝腎。適用於肝腎陰虧，消渴便秘，血虛風痹，目昏耳鳴，腰膝酸軟，關節疼痛及各種神經痛等症。

【注意】

(1)此粥忌用鐵鍋煮。

(2)脾胃虛寒作泄者忌服。

鵝肉補陰湯

【原料】

鵝肉、瘦豬肉各250克，淮山藥30克，北沙參、玉竹各15克，精鹽、味精、料酒、胡椒粉、薑片、雞清湯、雞油各適量。

【製作方法】

①將鵝肉、豬肉分別洗淨，放入沸水鍋中汆透，撈出，瀝乾水，切成絲，待用。

②把淮山藥、北沙參、玉竹分別去雜，清水洗淨，裝入紗布袋中紮口，待用。

③將煮鍋刷洗乾淨，置於火上，注入雞湯，放入鵝肉絲、豬肉絲、藥袋、精鹽、料酒、胡椒粉、生薑片，鍋加蓋，共煮至肉熟爛，淋上雞油，以味精調味即成。

【功效】

益氣補虛，養陰潤肺，生津止渴。適用於肺陰虛損，胃陰不足而具有口乾思飲，乏力，氣短咳嗽之人。糖尿病人食之，也有良好治療效果。

【注意】

皮膚病患者、虛寒咳嗽及素有濕痰之人忌食。

鮮蘑鹿沖

【原料】

鮮鹿沖1隻，干貝、大海米、水發香菇各30克，嫩母雞肉、帶皮豬肉各500克，鮮蘑90克，清湯1750克，料酒15克，胡椒粉1克，雞油9克，香荽末6克，濕玉米粉、生薑片各15克，味精、精鹽適量。

【製作方法】

①將嫩母雞肉、帶皮豬肉分別洗淨，切成塊，待用。

②把鮮蘑用水浸泡片刻，清洗乾淨，用刀將大的劈成4片，小的劈成兩片，待用。

③取鮮鹿沖，用刀將其順長破開，將尿道層用刀片刮掉，再用開水將外皮燙掉，然後再去一層白皮，上鍋用開水

煮 1 小時，過冷水清洗乾淨，瀝乾水分，待用。

④將鹿沖放入已洗淨的鍋內，加上清湯、嫩母雞肉、帶皮豬肉、生薑片及清洗淨的干貝、大海米、水發香菇，鍋加蓋，置於火上燉 2 小時，將燉熟的鹿沖撈出（其他配料不要），切成斜象眼片。

⑤把炒鍋刷洗淨，置於火上，注入清湯750克，加入鮮蘑，再按配方分量，加入料酒、胡椒粉、濕玉米粉，再放入味精、精鹽少許。把燉熟的鹿沖下入同燴，熟後倒入大湯碗內，淋上雞油，撒上香菜即成。

【功效】

滋陰補腎。適用於腎陰不足引起的頭昏目眩，耳鳴耳聾，性功能減退等病症。

芡實粉核桃粥

【原料】

芡實粉30克，核桃肉15克，紅棗 8 枚，紅糖適量。

【製作方法】

①將紅棗逐枚去核，清洗淨，用刀切碎待用。

②把核桃肉洗一洗，瀝乾水，打碎，待用。

③將芡實粉先用涼開水攪成糊狀，放入滾開水中攪拌，再加入核桃肉、紅棗肉，置文火上煮成糊粥，加入紅糖即可食用。

【功效】

滋補脾腎，固澀精氣。凡因脾腎氣虛，精氣不固而引起的遺精、滑泄、腰酸無力等症，皆可食用。

荸薺茅根湯

【原料】

鮮荸薺120克，鮮茅根100克，白糖少量。

【製作方法】

①將荸薺去外皮，清水洗淨，搗碎絞取汁，待用。

②把鮮茅根去雜，清洗乾淨，放入鍋內，加清水適量，置於火上，熬煮半小時，去渣取汁。

③將荸薺汁與茅根汁混合一起，加入少量白糖攪均即成。服法，當茶頻頻飲之。

【功效】

滋陰降火，生津止血。適用於治療陰虛火旺的倒經等症。

藕地甘蔗汁

【原料】

鮮藕、鮮甘蔗各500克，鮮生地100克。

【製作方法】

①將鮮藕去外皮，切成片，待用。

②把甘蔗去皮，洗一洗，砍成小塊，待用。

③將生地洗一洗，切碎，待用。

④把煮鍋刷洗淨，加清水適量，置於旺火上燒開，倒入藕片、蔗塊、生地末，鍋加蓋，改用文火煮2小時，過濾，取汁即成。服法，作爲飲料，在月經前或倒經時服用。

【功效】

養陰涼血。宜用於陰虛火旺及血熱之倒經等症。

苓藕飲

【原料】

鮮藕120克，茯苓、山藥各12克，百合10克，大棗10枚。

【製作方法】

①將鮮藕刮去外皮，清水洗淨，切成極薄片，待用。

②把山藥削去皮，紅棗去核，與百合、茯苓一起放入清水中洗淨，待用。

③將上述材料放入洗淨的鍋裡，加清水適量，鍋加蓋，置於火上煮，待成濃汁為度。服法，代茶飲，不拘時飲服。

【功效】

滋養肺陰，補益脾氣。適用於陰虛肺燥，脾胃不足而引起的咳嗽，痰中帶血絲，食少，大便不實等症，或產前產後咳嗽。氣管炎或肺結核等病症，均可輔以此飲。

雙母蒸團魚

【原料】

團魚1隻，川貝母粉6克，知母5克，杏仁水7克，淨萵苣100克，紹酒8克，味精1克，精鹽2克，薑塊8克，蔥2根，鮮清湯適量。

【製作方法】

①將團魚殺後，放血，揭去甲殼，去內臟，洗淨乾淨，待用。

②把萵苣清洗淨，切成大塊，放入碗內，放上團魚塊及清洗淨的貝母、薑塊、大葱、杏仁水、味精、精鹽，摻少量的鮮清湯，用濕棉紙封住碗口，置於旺火沸水籠內，蒸約2～3小時，熟透後取出，可供食用。

【功效】

補陰，退虛熱。適用於低熱不退，骨蒸潮熱，咳嗽等症。

【注意】

⑴外感、寒濕內盛病人，忌食。

⑵團魚不宜與雞子、莧菜、豬肉、兔、鴨等配菜同烹。

鹿茸膏

【原料】

鹿茸125克，鹿角膠75克，甘草150克，當歸、熟地各600克，白芍200克，鮮益母草1000克，人參、白朮（炒）、茯苓、川芎、香附、栀子各300克，紅糖少許。

【製作方法】

①將鹿茸、人參清洗乾淨，瀝乾水，粉碎成末，待用。

②把上述藥材放入清水盆內浸泡以軟爲度，清洗淨，入鍋加水煎熬3次，合併濾液，將二味藥末及鹿膠兌入，文火熬煉濃縮，再加入紅糖微煉至滴水成珠膏成。服法，每日服2次，每次服15克。

【功效】

補腎益精，調經養血。適用於①氣血虛弱，症見心悸失眠，少氣懶言，面色不華，頭昏目眩等；②神經衰弱、性神經衰弱；③糖尿病、慢性腎炎屬腎虧精虛，氣血不足者。

玄參燉豬肝

【原料】

玄參15克，豬肝500克，菜油、生薑、醬油、白糖、黃酒、水豆粉各適量。

【製作方法】

①將豬肝入清水盆內洗淨，與玄參同放入砂鍋內，加清水適量，用文火煮1～2小時，撈出豬肝，稍涼，切成小片，待用。

②把生薑去外皮，沖洗淨，切成片，待用。

③將炒鍋刷洗淨，置於旺火上，加入菜油，燒熱，放入薑片，稍炒一下，再加入肝片，蓋好鍋，稍煮片刻。

④把醬油、白糖、料酒少許，兌加原湯少許，收汁，勾入水豆粉，湯汁要明透，倒入豬肝片中，拌勻，裝盤，即可供食用。

【功效】

滋養肝腎，益水明目。適用於因房事過甚，精液虧耗而致肝腎陰虛的兩目乾澀、昏花、耳鳴等症。

沙參金龜

【原料】

金龜一隻，蟲草20根，沙參40克，味精1克，精鹽2克、紹酒、薑塊各10克，豬肉鮮湯適量。

【製作方法】

①將龜殺死，放淨血，剖開龜殼，除去內臟，清水洗

淨，切成大塊，待用。

②把蟲草、沙參用溫開水浸軟，冷水清洗乾淨，瀝乾水分，待用。

③將蟲草放於蒸碗底部排整齊，龜肉擺成龜形，再放入沙參、薑塊、紹酒、味精、精鹽，摻豬肉鮮湯50克，用濕棉紙封住碗口，蒸至熟透取出，翻扣於窩盤，灌入適量清湯，即可食用。

【功效】

補益肺腎，養陰止血。適用於肺腎兩虛的火咳、潮熱骨蒸等症。

甜酒釀山藥羹

【原料】

甜酒釀500克，山藥150克，白糖50克，黃粉少許。

【製作方法】

①將山藥去皮，清水洗淨，切成小塊，放入沸水鍋內燙一下，取出，待用。

②把煮鍋刷洗淨，加清水500毫升，置於火上燒沸，將山藥倒入鍋內，鍋加蓋，改用文火煮半小時，再加入甜酒釀和白糖，再燒開，放入黃粉，煮開即成。服法，開水沖服，不拘時飲用。

【功效】

健脾補腎，適用於各種身體虛弱症，如遺精，帶下，尿頻，食少，氣怯等病症。

鎖陽膏

【原料】

鎖陽1500克。蜂蜜、黃酒各適量。

【製作方法】

①將鎖陽洗淨，碎斷泡發，待用。

②以清水適量加熱煎煮，每 2 小時取汁 1 次，續水再煎。如此 3 次合併煎汁，去渣，繼續熬濃縮至稠厚狀，兌入煉淨蜂密（1：1.5），熬至滴水成珠膏成。

【功效】

補腎潤腸通便。適用於治陰虛腸燥便秘，尤宜老年津虧、大便乾結者。

【注意】

凡泄瀉及陽易舉而精不固者忌之。

焦皮附片肘子

【原料】

淨肘子1000克，冰糖、熟附片各50克，黃芪12克，白朮10克，肉桂 2 克，豬碎骨500克，化豬油、料酒各100克，鮮湯1500克，水發豆粉 6 克，精鹽適量。

【製作方法】

①把生薑去皮，與熟附片、黃芪、白朮、肉桂一塊洗淨，生薑切成片，待用。

②將肘子去淨殘毛，放入炭火上燒至皮呈焦黑色時，放入熱水內泡20分鐘，泡至皮軟爲度，取出，用刀刮去皮上的

焦黑一層，至出現黃色時，入清水中洗淨，待用。

③把炒鍋刷洗淨，置於旺火上，放入豬骨、熟附片、肘子，再把黃芪、白朮、肉桂用紗布包好紮口，一併放入，煮開，移文火上爆起。

④炒鍋置文火上，下化豬油、冰糖炒成汁，炒至不深不淺的顏色時，舀入少許鮮湯把糖汁沖散，用湯瓢蕩勻翻入砂鍋內，加入料酒、生薑片、精鹽，繼續燉120分鐘。

⑤待肘子皮非常爛和時，即用筷子和炒瓢將附片撈於大圓盤內，再把肘子墊著抬入大盤的附片上面，皮朝上擺好，湯潷入炒鍋內，勾二流芡收醯淋於肘子上即成。

【功效】

溫腎補脾，燥濕利水。適用於慢性腎炎，面白，浮腫及尿少等病症。

豆苗豬腰粥

【原料】

豬腰2個，豬肝、江瑤柱各60克，豆苗250克，粳米120克，精鹽、醬油、味精、豬油各適量。

【製作方法】

①將豬腰洗一洗，用刀切開，去白脂膜清水沖洗淨，切成極薄片，待用。

②把豬肝洗淨，切成極薄片，將豬腰和豬肝一齊用精鹽、醬油等醃製，待用。

③將豆苗去雜，清水洗淨，切成段，待用。

④把江瑤柱用溫水浸軟，過冷水洗淨，切成細絲，待用。

⑤將粳米淘洗乾淨，與江瑤柱一齊放入煮鍋內，加清水適量，置於武火上煮沸後，以文火煲至粥成。然後，放入豬腰、豬肝，再煲沸，加入豬油和豆苗煲沸，以味精調味，可供食用。

【功效】

補肝腎，益氣血，養容顏。適用於肝腎陰虧，症見消渴，低熱，頭暈目眩；或氣血不足之面色萎黃，形容憔悴，毛髮枯槁，疲倦乏力。亦可用於貧血，營養不良等症。

【注意】

膽固醇過高，肥胖者不宜多食本粥。

鴿肉粥

【原料】

鴿肉150克，粳米100克，豬肉末500克，麻油、薑末各15克，料酒10克，精鹽7克，味精、胡椒末各2克。

【製作方法】

①將鴿子宰殺，用開水燙後去毛，挖出內臟，用清水洗淨，放入大碗內，加入豬肉、薑末、精鹽、料酒，上籠蒸至熟爛為度，待用。

②把粳米淘洗乾淨，直接下入清洗淨的煮鍋內，加清水適量，置於旺火上燒開，加入鴿肉等共煮成粥，再放入麻油、味精、胡椒等調味，即可供食用。

【功效】

滋腎益氣，祛風解毒。適用於治虛羸，消渴，婦女血虛閉經，惡瘡疥癬等病症。

蘿蔔豬肉粥

【原料】

瘦豬肉、糯米各100克，白蘿蔔50克，精鹽10克，味精2克，麻油25克，料酒15克，豬肉湯1.5千克。

【製作方法】

①將瘦豬肉洗淨，切成極薄片，待用。

②把白蘿蔔去皮，清水洗淨，切成細丁，待用。

③將糯米用溫水浸軟，過冷水淘洗淨，待用。

④把炒鍋刷洗淨，置於旺火上，下麻油燒熱，倒入豬肉、蘿蔔煸炒，加入豬肉湯、糯米、料酒燒開，熬煮成粥，放入味精、精鹽調味，即可食用。

【功效】

補腎益氣，滋陰潤燥，清解熱毒。適用於刮腸痢疾，破傷風腫，打傷青腫，竹刺入肉等病症。

【注意】

由於肥豬肉助濕生痰，故濕熱內蘊之人當慎食之。

滋陰百補酒

【原料】

熟地、生地、製首烏、枸杞子、沙苑子、鹿角膠各90克，當歸、桂圓肉、胡桃肉各75克，肉蓯蓉、白芍藥、人參、牛膝、白朮、五加皮各60克，黃芪、鎖陽、杜仲、地骨皮、丹皮、知母各45克，黃柏、肉桂各30克，白酒10升。

【製作方法】

①將容器刷洗乾淨，控乾水分，待用。

②把上藥分別洗一洗，瀝乾水，搓碎，用細紗布袋裝好，與白酒同置於容器內，密封浸泡15日即可飲用。

③服法，每日早晚各1次，每次空腹溫飲10～20毫升。

【功效】

調補陰陽，益精健骨，益氣養血，健身益壽。適用於陰虛陽弱，氣血不足，筋骨虛弱。症見午後發熱，形體消瘦，納食減少，腰酸腿軟等症。體質偏於陰陽兩虛者飲用，有健身延壽的作用。

枸黃鱉滋腎湯

【原料】

鱉1隻，重量300克以上，枸杞子30克，熟地黃15克，料酒、精鹽少許。

【製作方法】

①將鱉放入沸水鍋中燙死，剁去頭爪，揭去鱉甲，掏去內臟，清水洗淨，切成小方塊，放入鋁鍋內，加入料酒，醃製。

②把枸杞子去老蒂頭，與熟地一齊洗淨，加入已放好鱉肉的鋁鍋內，加清水適量，用武火燒開，改用文火燉3～4小時，點入味精調味。服法，食用時可佐餐，亦可單食。

【功效】

滋陽補腎，填精壯腰。適用於肝腎陰虛的腰膝酸軟，頭昏眼花，遺精早泄等病症。

桂花竹蓀湯

【原料】

竹蓀30克，沙參100克，桂花15朵，清湯500克，豌豆尖苞20朵，鵪鶉蛋12個，味精2克，紹酒4克，精鹽3克，薑汁5克，香菇10克。

【製作方法】

①將竹蓀用溫水泡漲，截去兩頭，洗淨泥沙，用淘米水浸泡，使竹蓀由黃變白，切成極薄片，用開水燙兩次後，過一下冷水清洗，直接放入清水碗內，待用。

②把沙參洗淨，入砂鍋加水適量，置於旺火上煮沸，用文火煎，取濃汁液100克以上，去沉澱，待用。

③將香菇洗後，切成片，入鮮湯中燙一下，撈起，待用。

④把鵪鶉蛋洗一洗，入鍋加水適量，置於水上煮熟，去蛋殼取蛋肉，待用。

⑤將刷洗淨的鍋置於火上，注入清湯，沙參汁、紹酒、薑汁、香菇等，用旺火燒開，撇淨浮沫，加入竹蓀、鵪鶉蛋、味精及洗淨的豌豆尖苞，調好口味，倒入湯碗內，撒上桂花，即可供食用。

【功效】

滋陰清熱，理氣止咳。適用於體弱或病後陰虛熱咳，口乾渴，肝陽上亢（高血壓）等病症。

眉豆粥

【原料】

眉豆100克，白米200克，冰糖70克，陳皮1片。

【製作方法】

①將眉豆、陳皮用溫水浸泡半小時，換冷水清洗乾淨，待用。

②把白米淘洗淨，與眉豆、陳皮一同入鍋，加清水適量，置於旺火上燒沸，轉爲文火煮熬並不斷攪拌，待米爛豆熟時，佐以冰糖調勻，稍煮即可。

【功效】

補中益氣，健脾益腎，袪濕化痰。適用於脾胃虛弱，咳嗽有痰，咽喉不利等症。

地黃羊脂酒

【原料】

生薑汁100克，羊脂300克，地黃汁、白蜜各150克，糯米酒2000毫升。

【製作方法】

①將生地黃、生薑洗淨，按用量榨汁，待用。

②把糯米酒倒入壇中，置於文火上煮沸，邊煮邊徐徐下入洗淨的羊脂，化開後，再倒入地黃汁、生薑汁攪勻，再煮數十沸後，離火待冷。

③將白蜜煉熟，乘熱倒入藥酒壇內攪勻，加蓋密封，置陰涼乾燥處，3個月後開封，採用細紗布濾一遍，即可裝入

瓶中。

　④服法，每日３次，每次溫飲20～30毫升，或隨量服飲。

【功效】

補脾益氣，調中開胃，滋陰生油，潤燥滑腸，養身益壽。適用於虛勞羸瘦，脾胃虛弱，食慾不振，煩熱口渴，肺燥乾咳，腸燥便秘等症。

【注意】

有濕熱、大便溏瀉者忌服。

黑牛髓膏

【原料】

黑牛髓、生地黃汁、白沙各250克，黃酒適量。

【製作方法】

　①將生地黃洗淨，入砂鍋加水適量，用文火煮熬，按量取濃汁，待用。

　②把黑牛髓、生地黃汁和白沙蜜和勻，置於火上，以文火煎熬成膏。服法，晨起空腹食1匙，黃酒調服。

【功效】

補腎填髓。適用於腎虛虧骨弱而致的腰膝酸軟，形體瘦弱，或創傷骨折等症。

枸杞燉牛肉

【原料】

牛小腿肉250克、淮山藥10克、枸杞子20克、桂圓肉６

克、薑片 6 克、精鹽 2 克、味精 2 克、料酒20克、花生油 6 克。

【製作方法】

①將淮山藥、枸杞子、桂圓肉洗淨，放入盅內，待用。

②把牛肉放入沸水鍋中燙一下，撈起，過冷水洗一洗，用刀照牛肉紋橫切成厚約 4 公釐的肉片，待用。

③將炒鍋刷洗淨，置於旺火上，下花生油起油鍋，倒入牛肉片爆炒，應保持旺火炒，加入料酒，炒勻後立即放入盅內，生薑片排放在上面，加白開水、精鹽、盅加蓋，隔水燉 2～3 小時，掀蓋，取出薑片，加入味精調味，即可供食用。

【功效】

補腎養精，益肝明目。適用於用腦過度造成肝腎陰虧的腰膝酸軟、氣血虛弱、兩目乾澀、視物模糊等症。無病者食用，可以強筋壯腰補氣。

山藥車前湯

【原料】

生山藥30克，生車前子12克。

【製作方法】

①將生山藥去皮，清洗淨，切成極薄片，待用。

②把車前子揀去雜，用清水沖洗淨，與山藥片齊放入砂鍋內，加清水適量，置於火上，用旺火燒開，轉用文火煮成濃湯，隨意飲服。

【功效】

健脾固腸，益腎利水。凡脾腎偏虛之大便滑瀉，小便不

利者，輔飲此湯爲宜。

清胃熱兔肉凍

【原料】

熟兔肉400克，雪梨汁200克，石膏25克，熟地20克，麥多10克，瓊脂8克，知母、牛膝各7克，精鹽2克，味精1克，白醬油20克，香油、香菜末各15克。

【製作方法】

①將熟兔肉用刀切成極薄片，待用。

②把上述各味中藥清洗乾淨，入砂鍋加清水適量，置於火上煮，去渣取濃汁，待用。

③將瓊脂先用清水浸泡10～15分鐘，再用水洗淨，切成短節，待用。

④取精鹽、味精、醬油、香油與清湯齊兌成味汁，待用。

⑤把炒鍋刷洗淨，置於中火上，傾入藥汁，加入兔肉片煮開，撈起兔肉片，放入方瓷盤內擺平。同時，加入雪梨汁、瓊脂，移至小火上，待瓊脂全部溶化後，舀起淋在兔肉片面上，待晾涼。

⑥將兔肉置入冰箱凝凍，用刀劃成小塊，擺放在盤中，淋上備好的味汁，撒上香菜末，可供食用。

【功效】

清胃滋陰。適用於胃熱、煩熱乾渴、頭痛、牙痛、吐血等症。

【注意】

患風寒感冒、寒症病人忌食。

地黃醴

【原料】

熟地黃250克，沉香5克，枸杞子120克，高粱酒3500毫升。

【製作方法】

①將熟地黃洗淨，曬乾，待用。

②把容器刷洗淨後，將熟地黃、枸杞子、沉香、高粱酒同置入容器中，密封浸泡10～15天即成。服法，每天晚上臨睡前服15～30毫升。

【功效】

補肝腎，益精血。適用於肝腎陰虧或精血不足引起的頭暈目眩，目暗多淚，面色不華，腰膝酸軟，耳鳴耳聾，遺精早泄，鬚髮早白、失眠多夢等症。

水陸二仙膏

【原料】

金櫻子、芡實各500克，黃酒適量。

【製作方法】

①將金櫻子洗淨，放入鍋中蒸熟，搗碎，以水適量煎透，絞汁去渣，入銅鍋內，文火熬成膏，待用。

②把芡實洗淨，瀝乾水分，研爲粉末，兌入金櫻子膏中，和勻。服法，每服15克，飯前用溫黃酒沖服。

【功效】

固腎澀精。適用於腎虧精關不固之夢遺滑泄，白濁帶

下，小便不禁等病。

神仙固本酒

【原料】

牛膝240克，製何首烏180克，枸杞子120克，天冬、麥冬、生地黃、熟地黃、當歸、人參各60克，肉桂30克，糯米4000克，白麴300克。

【製作方法】

①將所有的藥物放入清水盆內，清洗淨，瀝乾水，加工成碎末，待用。

②把糯米用溫水浸泡至軟，再用冷水淘洗淨，入鍋蒸熟，待冷卻後，拌入藥末及麴末，和均勻，倒入壇內，加蓋封固，置保溫處。

③經過21天後，藥酒即熟，過濾去糟渣，貯入淨瓶中即成。服法，每日任意取飲，勿過量，飲時用白開水送服。

【功效】

溫腎陽，益腎精。適用於腎虛引起的腰膝酸軟，耳鳴目暗，鬚髮早白，腰部有冷感，遺精早泄等症。

【注意】

本酒爲純陰滋膩之品，故有外感發熱或脾虛濕盛者則應忌用。

檸檬汁煎鴨脯

【原料】

鴨脯240克，檸檬汁90克，去殼雞蛋45克，罐頭菠蘿150

克，麻油 6 克，料酒10克，乾澱粉40克，花生油500克。

【製作方法】

①將鴨脯洗淨，瀝乾水分，待用。

②用雞蛋液與乾澱粉將鴨脯拌勻，用旺火燒熱鐵鍋，下油涮鍋後，把油倒入油罐並將鍋端離火口，把鴨脯進行半煎炸，然後把鍋端回爐上，烹料酒，加入檸檬汁拌炒，淋麻油和花生油15克，炒勻上盤。

③把罐頭打開，用菠蘿塊鑲邊，即可上桌食用。

【功效】

補陰生津，開胃除煩。適用於因腎精腎水虧損而致心煩口渴、津液不足、頭暈目眩之陰虛陽亢之症。亦可以作爲高血壓、肺結核患者的滋補調養劑。健康人食用，能使身強力壯，精神爽快，消除疲勞。

豬肺粥

【原料】

熟豬肺、糯米、白蘿蔔各100克，薑末、精酒、精鹽各10克，麻油25克，味精、胡椒粉各 2 克。

【製作方法】

①將熟豬肺切成細絲，待用。

②把白蘿蔔削去外皮，清水沖洗淨，切成絲，待用。

③將炒鍋刷洗淨，置於旺火上，下麻油燒熱，把豬肺、白蘿蔔入鍋煸炒，加入料酒、薑末、精鹽、味精炒透，盛入碗內，待用。

④把糯米淘洗乾淨，直接下鍋，加清水適量，置於旺火上燒開，以文火熬煮成粥，再加入碗內豬肺材料，稍煮，撒

上胡椒粉即可食用。

【功效】

滋補肺陰。適用於肺虛咳嗽、咯血等症。

鹿附燉豬膀

【原料】

生薑片、鹿茸片各10克，熟附片、大棗各20克，豬膀1000克，胡椒麵0.3克，精鹽適量。

【製作方法】

①將豬膀除淨毛，用刀割洗乾淨，切成小方塊，放入大湯碗內，加入食鹽少許醃製入味，待用。

②把紅棗逐枚去核，清洗乾淨，待用。

③將燉鍋刷洗淨，置於火爐上，加清水適量，放入清洗淨的鹿茸片、熟附片、大棗、生薑片，鍋加蓋，以旺火燒沸，加入醃味膀肉，打去浮沫，改用文火燉3小時，離火，加入胡椒麵和精鹽調味，即可食用。

【功效】

補虛祛寒，壯腰止痛。適用於腎虛陽痿，功能性腰痛，寒濕引起腰部疼痛，行則傴僂，形神憔悴。常服用有提神的作用。

枸杞麻仁酒

【原料】

枸杞子500克，生地黃、胡麻仁各300克，火麻仁150克，糯米1500克，酒麴120克。

【製作方法】

①將生地黃洗一洗，瀝乾水，加工成碎末，待用。

②把酒麴打碎成爲粗末，待用。

③將胡麻仁、火麻仁洗淨，入鍋蒸熟後，搗爛，待用。

④把枸杞子去老蒂頭，洗淨，搗破置於砂鍋中，加清水3000毫升，煮至約2000毫升時取下，倒入壇中，待冷。

⑤將糯米淘洗淨，入鍋加水適量，煮成飯，待冷後倒入壇內，加入生地、胡麻仁、火麻仁、酒麴等攪拌均勻，加蓋密封，置保溫處。

⑥經半個月後，嘗酒味不淡即熟，壓去糟渣，用細紗布濾1遍，貯入淨瓶中。服法，每日3次，隨量溫飲，勿醉爲度。

【功效】

滋肝腎、補精髓，養血益氣，潤五臟。適用於虛羸黃瘦，食欲不振，腰膝酸軟，遺精，視物模糊，鬚髮早白，大便秘結等症。

【注意】

大便滑瀉者不宜服。

金櫻子膏

【原料】

金櫻子肉8000克，蜂蜜適量。

【製作方法】

①把金櫻子肉洗淨，入煮鍋內，加清水適量，置於火上煎煮，至水量減少後適當續水約煎3～4小時，將汁取出，待用。

②加水再煎，如此 2～3 次，取出殘渣榨汁，與前汁合併置銅鍋內，加熱濃縮，隨時撈取泡沫，汁濃減低火力，煉至取少許滴於吸潮紙不滲紙爲度。

③每500克清膏加煉淨蜂蜜1000克微煉，除去浮沫，過濾入瓶，備用。服法，每服15克，日服 2 次，溫開水沖服。

【功效】

滋陰益氣，補腎固精。適用於治腎虧精虛的精神衰弱，小便失禁，或小便滴瀝不盡，夢遺滑精，久瀉久痢等症。

【注意】

患有實火、邪熱煮忌服。

火腿粥

【原料】

熟火腿肉500克，糯米100克，冬筍、水發香菇、麻油、青豆各25克，料酒、薑末各15克，胡椒粉 2 克，肉湯1500克，精鹽 5 克，味精 3 克。

【製作方法】

①將火腿、冬筍、香菇分別用刀切成丁粒，待用。

②把糯米淘淨，直接倒入鍋內，加入肉湯，置於火上，用旺火燒開，加入火腿、冬筍、香菇、青豆、料酒、薑末，鍋加蓋，以文火熬煮成粥，放入胡椒粉、麻油調拌，即可食用。

【功效】

健脾開胃，滋腎生津；益氣血，充精髓。適用於虛勞怔忡，虛痢泄瀉，腰腳痛，漏瘡及病後虛弱等症。

陳附燉狗腎

【原料】

狗腎4對，狗肉1000克，陳皮15克，熟附片20克，砂仁、料酒各10克，薑片6克，精鹽適量。

【製作方法】

①將狗腎洗一洗，切去筋膜，剖成兩半，片去腰臊，清水洗淨，劃成腰花狀，放入一個盆內，待用。

②把狗肉先去淨殘毛，洗淨，切成小塊，放入盛狗腎的盆內，加入料酒、薑末、精鹽，醃製入味，待用。

③將砂仁、陳皮洗淨，直接放入紗布藥袋內，紮口，待用。

④把燉鍋刷洗淨，置於旺火上，加入清水適量，燒沸後放入醃製的肉和熟附片、藥包，鍋加蓋，10分鐘後掀蓋，去浮沫，再用小火煨燉至肉稀爛，撈出藥包，加入少許精鹽調味，即可供食用。

【功效】

補腎益脾。適用於腎虛，勞損，脾虛食少，胃呆滯等症。

五子酒

【原料】

覆盆子、菟絲子、楮實子、金櫻子、枸杞子、桑螵蛸各60克，白酒2500毫升。

【製作方法】

①將小缸反覆刷洗乾淨，晾乾水，待用。

②把上述中藥分別用清水洗淨，切成碎末，盛入紗布袋內，紮緊口，同白酒共置小缸內，密封後置陰涼處，每日晃動數下。

③半月後開封，揀去藥袋，用細紗布過濾，收貯瓶中，備用。

④服法，每日早、晚各服 1 次，每次服10～15毫升，藥渣爆乾爲末，每次用藥酒沖服5克。

【功效】

補肝腎，益精髓，固精，縮尿，明目。適合用於肝腎虛損引起的腰膝冷痛，軟弱無力，陽痿早泄，遺精滑精，小便頻數，視物模糊，婦女白帶經久不止等症。

【注意】

內有濕熱、小便短澀者，不宜服。

瓊玉膏烘蛋

【原料】

雞蛋 5 個，瓊玉膏150克，熟豬油130克，乾豆粉15克，味精 1 克，白糖100克。

【製作方法】

①將雞蛋磕入碗內，加入乾豆粉和清水，和勻，並用筷子在碗內順著一個方向攪打，加入味精、瓊玉膏（即用生地補腎陰，蜂蜜潤燥，合成養陰潤肺的藥方。黨參、茯苓具有健脾作用。瓊玉膏市場中藥店有成品出售）繼續攪和均勻，待用。

②把炒鍋刷洗淨，置於中火上，下熟豬油燒熱，即用湯

瓢舀起鍋內豬油25克，隨將蛋漿汁倒入鍋中，並將油沖於雞蛋漿中間，用鍋蓋蓋住，移至小火上。

③以小火烘10分鐘，用竹筷插入雞蛋糕內提出驗看，不粘竹筷即烘好。揭開鍋蓋，將蛋翻面再烘３～５分鐘，滗去鍋中的油，烘蛋用刀劃成長方形入盤，擺形上桌，即成。

【功效】

清熱養陰，潤肺止咳，補血安神。適用於肺虛火咳，乾咳無痰，口渴，聲音嘶啞等病。

當歸塊鴨盅

【原料】

肥鴨１隻，重量1250千克，當歸16克，味精12克，精鹽15克，料酒９克。

【製作方法】

①先將鴨子宰殺，用沸開水燙一燙，去淨毛，將鴨剖洗好，掏去內臟。用刀斬下頭、頸、腳、翅後，使鴨腹朝上，再用刀從鴨尾切至頸部，再順著脊背骨切成兩瓣，每瓣再橫斬成６塊，每塊斬成３公分寬的小塊。去掉頭的嘴骨和腳、翅的骨尖部分，取鴨頸斬成小段，放入小盆內，加精鹽、料酒，醃製入味，待用。

②把當歸洗一洗，用刀切成極薄片，待用。

③將燉盅14個分別洗淨，鴨肉分別放入燉盅內，加入歸片，以清水淹過鴨肉為度，點入味精，燉盅加蓋，放入籠屜中排好，蒸１小時左右，取出，即可供食用。

【功效】

補血生精、補益強壯。適用於因貧血或出血過多後而致

精不足的陽痿、遺精，頭暈耳鳴，心悸不寐等症。對於月經不調、痛經、經量過多的女性有補血、止血、止痛、調經的作用。老年者服用，又有補腎水、通腸便、益壽抗衰的作用。

二地膏

【原料】

生地黃、熟地黃各500克，蜂蜜適量。

【製作方法】

①將生地黃和熟地黃清洗淨，切成碎末，待用。

②把砂鍋刷洗乾淨，倒入藥碎末，加清水適量，置於文火上煮半小時，取濃汁，入清水再熬，反覆3次。

③將3次濃汁混合濾去渣，用文火慢慢熬至滴水不散為度，加入煉蜜收膏。服法，每次服10～15克，每日2次。

【功效】

滋陰涼血，補血生血。適用於宜陰不足，精血兩虧，虛勞羸瘦，腰酸腿軟，鬚髮早白，困乏無力，口燥乏津，齒搖耳鳴等症。

【注意】

脾胃虛弱，便少泄瀉者，不宜服用，或與健脾化濕藥同服。

眉豆豬皮粥

【原料】

豬皮200克，眉豆150克，精鹽、料酒、味精各適量。

【製作方法】

①把豬皮用清水洗一洗，拔淨毛，放入沸水鍋內燙一燙，切成碎塊，待用。

②將眉豆洗淨，清水浸泡約 1 小時。然後把眉豆放入鍋內，加清水適量，置於火上，先用旺火煮沸，以大火煲至眉豆將熟時，加入豬皮熬至湯稠，再加入精鹽、料酒、味精，稍煮片刻即成。服法，每日早晚溫熱食服。

【功效】

健脾補腎，潤膚減皺。適用於脾腎不足，精津虧損，症見皮膚乾燥，彈性降低，皺紋早現，或乾燥皸裂，枯槁不澤；亦可用於陰虛火旺之咽喉乾痛，胸中煩熱，或陰虧便秘等症。

【注意】

高血脂患者，食滯泄瀉以及胃腸寒濕的肥胖者不宜服食。

高粱螵蛸粥

【原料】

高粱米200克，桑螵蛸20克。

【製作方法】

①將高粱米淘洗乾淨，待用。

②把桑螵蛸洗一下，入鍋，用適量清水煎熬2次，同煎中藥一樣，將兩次濾液混合，共約600～1000毫升，倒入乾淨鍋內，再把高粱米放入，鍋加蓋，置於火上，熬煮至高粱米爛熟粥成即可。

【功效】

補脾益腎，固精縮尿。適用於脾腎不足失於固澀的遺精、滑泄、尿頻、遺尿、赤白帶下等症。

【注意】

陰虛陽盛或膀胱有熱者慎用。

鐘乳酒

【原料】

鐘乳75克，胡麻仁100克，熟地黃120克，懷牛膝、五加皮、地骨皮各60克，仙靈脾45克，肉桂、防風各30克，白酒7500毫升。

【製作方法】

①將胡麻仁洗淨，放入鍋內，加水適量，鍋置火上，煮至水將盡時取下，倒入瓷器內搗爛，備用。

②把鐘乳先用甘草湯浸2日，取出，浸入牛乳中約2小時，再置鍋中蒸約2小時，待乳完全傾出後，取出用溫水淘洗乾淨，研碎，待用。

③將其餘各藥均加工碎，同胡麻仁、鐘乳用手絹袋盛，紮緊口。將白酒全部倒入壇中，放入藥袋，加蓋密封，置陰涼乾燥處，每日搖動數次。

④經過14天後，即可開封取飲。服法，每日3次，每次空腹溫飲10～15毫升。

【功效】

補肝腎，添骨髓，益氣力，逐寒濕。適用於體虛無力，腰膝軟弱，筋骨酸痛，頭暈目眩，遺精早泄，關節疼痛，畏寒肢冷等病症。

【注意】

陰虛火旺者忌服。

白果全鴨

【原料】

白果仁200克，水盆鴨1隻，重量約1000克，豬油500克，胡椒粉、料酒、雞油、清湯、生薑、精鹽、味精、花椒、醬油各適量。

【製作方法】

①先將白果（又叫銀杏）去殼，放入鍋內用清水煮沸，撈出，過冷水去皮膜，用刀切去兩頭。再去心，然後二次入鍋用水煮，去果實的苦味；在豬油鍋內炸一下，撈出，瀝乾油，待用。

②把鴨子宰殺，用沸水燙透全身，去淨毛，剁去頭、爪，放入盆內，用精鹽、胡椒粉、料酒、醬油將鴨身內外抹勻，加入洗淨的花椒和切好的薑片，上籠蒸約1小時，取出。

③揀去蒸鴨子的薑片、花椒，用刀從鴨背脊處切開，去淨全身骨頭，鋪在碗內，齊碗口修圓，修下來的鴨肉切成白果大小的顆粒，與白果混勻放在鴨脯上，將原汁倒入，加湯上籠蒸30分鐘，至鴨肉熟爛，即翻入盤中。

④在煮鍋內摻入清湯，加入餘下的料酒、精鹽、味精、胡椒麵，用水豆粉少許勾芡，放入豬油少許，再將白汁蘸在鴨肉上即成。

【功效】

滋腎固精，潤肺定喘。適用於男子遺精滑精，小便頻數；女子白濁帶下，腰痛耳鳴，以及骨蒸癆熱，咳嗽水腫，

哮喘痰嗽等症。

坤髓膏

【原料】

山藥200克，黃牛脊髓250克，蜂蜜500克。

【製作方法】

①將山藥去皮，清洗淨，瀝乾水分，研成末，待用。

②把鮮牛脊骨砸碎，剔出脊髓，放入鍋中，用文火熬煉成油，去渣濾油，待用。

③將蜂蜜與牛脊髓油一同放入鍋中煎煮，至稠厚狀時，及時地加入山藥末，攪和均勻，稍加熬煉，離火冷卻，裝瓶，備用。服法，每服2湯匙，每日3次，空腹溫開水沖化服用。

【功效】

補腎健脾，塡精養髓。適用於脾腎虛損，形體羸瘦，少氣無力，頭暈耳鳴，食慾不振，腰膝酸軟等症。

【注意】

本方爲平緩補劑，若有偏陽虛或偏陰虛，都應適當合用其他溫陽或益陰藥。

雪梨涼蛋糕

【原料】

雞蛋4個，雪梨膏150克，瓊脂10克，白糖200克。

【製作方法】

①將瓊脂用清水洗淨，切成短節，待用。

②把煮鍋刷洗淨，加清水約350克，加入瓊脂，置於中火上燒開，移至微火上慢熬，待瓊脂溶化後，放入白糖攪勻，白糖溶化後。應十分注意火候，保持燒開的溫度。

③將雞蛋白放入大碗內，加雪梨膏，用筷子抽打成泡沫，再慢慢倒入溶化的糖汁中，邊倒邊看，攪勻後，離火。

④立即把煮鍋內的雪梨、蛋糖、瓊脂傾入底方盤內，晾冷，用刀切成條，入盤上席，可供食用。

【功效】

養陰清熱，潤肺止咳。適用於咳嗽痰少，口渴津少等病症。

楂菊淡菜羹

【原料】

淡菜50克，銀花、菊花各20克，山楂、熟豬油各30克，紹酒7克，味精3克，精鹽1克，清鮮湯適量。

【製作方法】

①將山楂、銀花、菊花用清水洗淨，放入鍋內，加清水適量，置於火上，煎成藥汁，澄清去沉澱，待用。

②把淡菜用溫水浸泡發漲，過冷水清洗乾淨，切成片狀，待用。

③將鍋刷洗淨，置於火上，下油燒至七成熟時，放入淡菜，翻炒至變色，加入紹酒炒一下，再取少量清鮮湯煮一下，加入中藥汁煮至淡菜熟時，點入味精、精鹽調味，即可供食用。服法，佐食用之。

【功效】

清熱滋陰，補益精血。適用於治療冠心病、高血脂等

症。

參茸酒

【原料】

人參、鹿茸、龍骨、五味子、熟附片、當歸、黃芪、茯苓、遠志、山藥各50克，肉蓯蓉、熟地黃、牛膝各100克，菟絲子150克，紅麴26克，白酒20升，蔗糖1200克。

【製作方法】

①將容器刷洗淨，瀝乾水，待用。

②把上藥分別洗淨，將大或厚的中藥用刀切成片，與白酒共置入容器內，密封浸泡1個月以上，取藥液，加入蔗糖攪拌溶解，靜置，濾過即成。

③服法，每日2次，每次10～15毫升。

【功效】

滋補強壯，助氣固精。適用於氣血兩虧所致的腰膝酸痛，倦怠乏力，遺精滑精，小便頻數而清長，帶下淋漓等症。

枸杞麥冬蛋丁

【原料】

雞蛋5個，麥冬10克，枸杞、瘦豬肉、花生米各30克，精鹽、味精、濕澱粉、花生油各適量。

【製作方法】

①將花生米洗一洗，入鍋炒脆，盛起，晾涼，待用。

②把枸杞去蒂頭洗淨，入沸水中略汆一下，撈起，待

用。

③將麥冬洗淨，入沸水中煮熟，撈起，切成碎末，待用。

④把瘦豬肉洗一洗，切成顆粒狀，待用。

⑤把雞蛋磕入碗中，加少許精鹽，用筷子順著一個方向打勻，將液倒入另一個碗壁塗上油的碗中，入鍋隔水蒸熟，待冷卻後，再將蛋切成粒狀，待用。

⑥將炒鍋刷洗淨，置於旺火上，下花生油燒熱，倒入豬肉，迅速翻炒至熟，再倒入蛋粒、枸杞、麥冬碎末，炒勻，點入少許精鹽並用濕澱粉勾芡。最後，放入味精調味，將脆花生米舖在上面，即可上席供食用。

【功效】

養陰液，保肝腎。適用於房事過度或肝炎等病引起的肝腎陰虧，眩暈耳鳴，腰酸目澀等病。

春壽酒

【原料】

天門冬、麥門冬、熟地黃、生地黃各30克，山藥45克，蓮肉35克，紅棗50克，白酒2.5升。

【製作方法】

①將容器用清水刷洗乾淨，晾乾水，待用。

②將紅棗逐枚去核，與山藥、天門冬、麥門冬、熟地黃、生地黃、蓮肉一塊放入水中，反覆清洗淨，瀝乾水，共切碎混勻，盛於容器中，加白酒2.5升，密封隔水加蓋，煮沸後，離火，待涼。

③另取一容器，洗淨，晾乾水，將已煮好的藥汁倒入，

繼續密封浸泡30天以上，即成。

④服法，每日2～3次，每次飲服5～10毫升。

【功效】

養陰固腎，健脾益氣，延年袪老。適用於陰虛精少、腰酸、鬚髮早白、神志不寧、食少等症。

羊汁粥

【原料】

羊骨湯1500克，糯米、紅棗各100克，精鹽少許。

【製作方法】

①將紅棗去掉核籽，清洗乾淨，待用。

②把糯米淘淨，直接入鍋，加入羊骨湯、紅棗，鍋加蓋，上火燒開，熬煮成粥，點入少許鹽調味，即成。

【功效】

補腎虛，通督脈。主治腰痛下痢等症。

棗附燉羊肉

【原料】

羊肉1000克，大棗50克，熟附片、山藥各25克，薑片15克，料酒10克，味精0.5克，胡椒麵1克，精鹽3克。

【製作方法】

①將羊肉洗一洗，放入沸水鍋裡汆透，撈出，過一下冷水洗淨，用刀切成2公分見方的塊，待用。

②把大棗逐枚去核籽，與熟附片、山藥一同入水洗淨，待用。

③將燉鍋洗淨，置於旺火上，加清水適量，放入羊肉、大棗、熟附片、山藥、料酒和生薑片，煮沸後，去浮沫，再用微火燉至羊肉稀爛，離火，點入精鹽、味精、胡椒麵調味，即可上桌供食用。

【功效】

補脾固腎，益氣和胃。適用於脾胃虛的消化不良，食慾不振，虛勞咳嗽，陽痿遺精等病症。同時，此菜可作為日常老人常服之用。

鵪鶉酒

【原料】

鵪鶉1隻，菟絲子、肉蓯蓉各15克，白酒2000毫升。

【製作方法】

①將鵪鶉宰殺，用沸水燙透，去淨毛，剖開去內臟，清水洗淨，待用。

②把菟絲子、肉蓯蓉和容器分別清洗淨，瀝乾水，待用。

③將鵪鶉與菟絲子、肉蓯蓉放入容器內，倒入白酒，封口紮緊，浸泡15天後即可飲用。

④服法，每日1次，每次10～20毫升。

【功效】

補腎益精，強筋壯骨。適用於男性腎虛引起的陽痿，早泄，滑精等症。

補精膏

【原料】
牛髓、胡桃肉、杏仁各150克，山藥、蜂蜜300克。
【製作方法】
①將鮮牛骨洗一洗，砸碎後剔除骨髓，把骨髓放入鍋中，加水適量，置於火上，煎煮1小時，晾涼，用紗布過濾，取汁，待用。

②把胡桃肉、杏仁和山藥洗淨，用刀切碎，放入鍋裡，加水煎煮1小時，用紗布過濾，取濃汁一次。共取濃汁3次，合併煎液，待用。

③將液汁和牛髓齊放入鍋內，先用旺火後用文火煎熬濃縮，致較稠粘時，及時地加入蜂蜜，繼續熬煉收膏。離火，待晾涼，裝瓶，備用。

④服法，每次服1湯匙，每日2次，用溫開水沖化，服用。
【功效】
填精益氣，補腎養肺。適用於肺腎不足，眩暈、健忘、腦鳴、腰脊酸楚、肢寒畏冷、飲食不香、久咳不已、少氣息足、易患感冒者。
【注意】
陰虛有熱者不宜服用此膏。

洋參麥竹粥

【原料】

粳米80克，西洋參 5 克，麥冬 9 克，淡竹葉 6 克，白糖20克。

【製作方法】

①將西洋參烘乾，研成粉末，待用。

②把麥冬、淡竹葉洗淨，用紗布包紮緊，待用。

③將粳米淘洗淨，放入淨鍋內，再加入藥包，清水適量，置於火上燒開，以文火煮至米七成熟時，撈出藥包，加入參粉拌勻，煮至粥成，用白糖調味，即可供食用。

【功效】

滋陰補氣。適用於氣陰兩虛的煩渴、口乾、氣短乏力等病症。

腎精附片燉豬蹄

【原料】

豬蹄1000克，雞腎 4 對，黃精、熟附片各20克，精鹽 3 克，生薑片10克，料酒 5 克，胡椒麵 1 克，醬油 2 克。

【製作方法】

①把黃精、熟附片洗淨，用紗布包好，紮緊，待用。

②將豬蹄先拔淨毛，刮洗乾淨，斬成小塊；再將雞腎洗淨，一同放入盆內，加入料酒、精鹽、醬油拌勻，醃製入味，待用。

③把燉鍋刷洗淨，置於旺火上，加清水適量，放入藥包，熬煮 1 小時後，再加豬蹄、雞腎，煮沸，打法浮沫，再用文火煨燉至稀爛，離火，撈出藥包不用，加入胡椒麵、精鹽調味，即可食用。

【功效】

補腎固精。適用於腎虛盜汗，陽痿，遺精早泄等病症。

【注意】

服藥期間忌煙、酒、房事。

乾冬菜粥

【原料】

乾冬菜30克，大米150克，豬油少許。

【製作方法】

①將乾冬菜洗淨，用刀切成細絲，待用。

②把大米淘洗淨，直接放入鍋內，加清水適量，置於旺火上煮沸，加入乾冬菜，以文火熬煮，待米爛熟時，放入豬油，稍煮片刻，即成。食用時可佐以調料。

【功效】

滋陰清肺，化痰，利咽。適用於肺熱咳喘，咽喉腫痛，聲音嘶啞等病症。

【注意】

實熱咳嗽、咽痛者慎用。

鹿角膠膏

【原料】

鹿角膠200克，天冬250克，生薑100克，地黃、酥各150克，蜂蜜300克。

【製作方法】

①把生薑去皮，清洗，用刀切碎，放臼中加水搗爛如泥，用紗布包絞榨取薑汁，待用。

②將鹿角膠放入懷裡，隔火燉化，備用。

③把地黃和天冬洗淨，斷碎，加水適量浸泡，置於火上煎煮，每隔１小時濾取煎液一次，加入清水再煎，共取煎液３次，然後，將３次煎液合併。

④將煎液倒進鍋內，置於火上，先用武火煮，後用文火煎熬，濃縮至一半時，加入生薑汁、酥、蜂蜜及鹿角膠汁，再用武火熬煉至滴水成珠為度。此時離火，冷卻後裝瓶，備用。

⑤服法，每次服１～２湯匙，每日２～３次，溫黃酒調服。

【功效】

益腎填精，潤肺補虛。適用於腎虛精虧的腰膝酸軟，頭暈耳鳴，神疲健忘，以及肺虛氣弱引起的喘促氣少，久咳無力，胸悶乏力等症。

藕梨荸蔗生地汁

【原料】

鮮藕1000克，生梨、生荸薺、生甘蔗各500克，鮮生地120克。

【製作方法】

①將藕、梨、荸薺、甘蔗削去外皮，清水沖洗淨，切成碎末，待用。

②把生地洗淨，放入煮鍋，加清水適量，置於火上煮沸，倒入藕、梨、荸薺、甘蔗碎末，鍋加蓋，以文火慢熬煮２小時，去渣取濃汁，服之。

③服法，１日５～６次，每次飲１小杯。

【功效】

養陰生津，涼血止血。宜治陰虛之血熱紫斑，血友病等病症。

龍虱酒

【原料】

龍虱適量，白酒500毫升。

【製作方法】

①將龍虱用熱水泡熟，置陰涼處吹乾水分，待用。

②把容器清洗淨，控乾水分，倒入白酒，將龍虱浸入白酒中泡3個月，便可以食用。

③服法，每日1次，每次睡前飲用10～20毫升。

【功效】

固腎氣，止夜尿。適用於腎虛引起的陽痿，遺精，小兒及老人夜尿頻多等症。

【注意】

對陰虛火旺，症見五心煩熱、口乾舌燥，陽強不倒者忌服。

紅棗知母湯

【原料】

紅棗20枚，知母10克。

【製作方法】

①將紅棗逐枚去核，清洗乾淨，待用。

②把知母用溫開水浸泡一下，過冷水洗淨，待用。

③將煮鍋刷洗淨，加清水適量，置於火上燒沸，放入紅棗和知母煎煮，以棗爛爲度。服法，以湯代茶飲之。

【功效】

滋陰降火。適用於陰虛火旺，虛煩內熱，五心煩躁，夜寐不安，氣虛自汗，虛煩驚悸等病症。

參鴨西瓜盅

【原料】

西瓜2000克，仔鴨1000克，沙參50克，水發冬菇30克，荸薺4個，薑塊10克，熟火腿、紹酒各15克，白糖300克，清湯適量。

【製作方法】

①將鴨殺後，放盡血，用沸開水燙透鴨子全身，去淨毛，剖腹取出內臟，清水洗淨，待用。

②把沙參洗淨，入鴨腹內，置於蒸盆內，加入紹酒、清湯及切成片的薑，入籠蒸熟透，取出，待用。

③將鴨去骨、腳、頭，將沙參、鴨肉切成顆，待用。

④把水發冬菇切成小片，入鮮湯中余2～3分鐘，熟火腿切成小片，待用。

⑤將荸薺去皮，清洗乾淨，切成顆粒狀，待用。

⑥把西瓜洗淨，在六分之一的部位揭蓋，上下口處削成鋸齒形，挖出瓜瓤、雕花，加入鴨肉、冬菇、荸薺、火腿、原湯、白糖、西瓜汁，西瓜加盅蓋，置盤中入籠，蒸4～5分鐘。稍冷後，置於冰箱內凍1～2小時即成。

【功效】

滋陰淸熱，解渴止咳。適用於肺胃陰虛引起的骨蒸勞

熱,咳嗽少痰,口渴,少氣,身體虛弱等病症。

【注意】

肺胃虛寒者不宜食用。

螞蟻酒

【原料】

乾品螞蟻20克,白酒500毫升。

【製作方法】

①將容器刷洗淨,瀝乾水分,待用。

②把夏季晾乾的螞蟻和白酒放入容器內,浸泡30天後,濾棄螞蟻即可飲用。服法,立冬後每日飲用20毫升。

【功效】

補腎益氣,壯力澤容抗衰老。適用於陽痿,早泄,性慾減退,病後脫髮,面色不澤,再生障礙性貧血等病症。

紅棗胡蘿蔔湯

【原料】

紅棗12枚,胡蘿蔔120克,白糖適量。

【製作方法】

①將紅棗逐枚去核,清水洗淨,待用。

②把胡蘿蔔去皮,清水洗淨,切成碎末,待用。

③將煮鍋洗淨,加清水適量,置於旺火上燒沸,倒入紅棗和胡蘿蔔末,鍋加蓋,以文火熬煮1～2小時,過濾,取濃汁,加入白糖調味即成。服法,代茶頻頻飲之,連服飲10餘劑。

【功效】

健脾，養陰，潤肺。適用於脾胃虛弱諸症，亦可爲老年保健佳食。百日咳恢復期及痙咳期服用，有輔助之良效。

黑芝麻膏

【原料】

黑芝麻250克，生薑汁100克，蜂蜜、冰糖各100克。

【製作方法】

①將黑芝麻揀去雜質，清洗乾淨，晾乾水分，研成粉末，待用。

②取一個碗，倒黑芝麻粉，加少許清水，拌成糊狀，放入薑汁、蜂蜜、冰糖半勻，隔水燉２小時。服法，每次用１匙含服，日服３次。

【功效】

潤肺胃，補肝腎。適用於老年人體虛，哮喘等病。

白糖燉魚肚

【原料】

魚肝、白砂糖各50克。

【製作方法】

①將魚肚用剪刀剪成小段，放入溫水中浸泡，過冷水洗淨，放入燉盅內，加白糖和清水適量。盅加蓋。

②把盛魚肚的燉盅，置於盛有水的鍋內，鍋加蓋，置於旺火燒沸，以小火隔水燉２小時即成。

【功效】

補腎益精。適用於腰酸、精少、陽弱等症。

櫻沙膏滋

【原料】

金櫻子、沙苑蒺藜膏各5000克，蜂蜜適量。

【製作方法】

①先將金櫻子去毛刺，清水洗淨，放入煮鍋內，加水適量，置於火上煎煮，至水量減少後，適當續水約煎 3～4 小時，將汁取出，加水再煎。如此 2～3 次，取出殘渣榨汁，與煎汁合併置銅鍋內，加熱濃縮，隨時撈取泡沫，汁濃減低火力，煉至取少許滴於吸潮紙不滲紙爲度。

②把金櫻子汁與沙苑蒺藜膏混合拌勻，入鍋繼續煮，再加入蜂蜜，熬成膏。

【功效】

益腎養精，固澀止遺。適用於腎虛精虧，精關不固，神經衰弱的夢遺滑精等症。

無花果雪耳湯

【原料】

無花果 8 個、雪耳15克、豬脹內250克、精鹽適量。

【製作方法】

①將無花果洗淨，切成碎米粒狀，待用。

②把雪耳用溫水浸軟，去雜，過冷水洗淨，等用。

③將豬脹清洗淨，切成塊，待用。

④把砂鍋刷洗淨，加清水適量，置於火上燒開，將無花

果粒、雪耳、豬肉放入鍋裡，鍋加蓋，以文火熬煮 2 小時，掀開鍋蓋，點入少許精鹽調味即成。

【功效】

滋陰潤肺，潤腸通便。適用於虛火咳嗽，煩躁不安，舌乾口涸，喉痛聲沙等。在天氣燥涸期中，不論何人飲用，都有益無損。

桃金娘酒

【原料】

桃金娘乾品1000克、白酒2000毫升。

【製作方法】

①將容器刷洗乾淨，晾乾水份，待用。

②把桃金娘洗淨，瀝乾水份，放入淨容器內，加入白酒，密封浸泡10日即成。在此期間要經常振搖。

③服法，每日早、晚各服 1 次，每次30毫升。

【功效】

補養益血，固澀陰精。適用於各種貧血，身體羸弱，遺精，早泄等症。

【注意】

因桃金娘性味偏澀，故發熱、大便秘結、小便短澀者，忌服。

蒺藜燜豆腐

【原料】

蒺藜子30克，嫩豆腐12塊，瘦豬肉150克，水發香菇、

蝦仁各50克，嫩豌豆100克，紹酒、菜油各25克，味精 2
克，雞湯600克，醬油10克，精鹽 2 克。

【製作方法】

①將蒺藜子洗淨，用刀拍碎，入砂鍋內，加水適量，用
小火煎 1 小時，取濃藥汁，用布濾去渣，待用。

②把豬肉洗淨，用刀剁碎，直接放入碗內，加少許紹
酒、精鹽、醬油，醃製入味，待用。

③將水發香菇去掉老蒂頭，清水洗淨，切成小片，待
用。

④把蝦仁用溫水浸軟，洗淨，剁碎，放入碗內，加紹酒
少許浸泡，待用。

⑤將洗淨炒鍋置於旺火上，下菜油燒熱，倒入碎肉末煸
炒，再放入壓爛的豆腐後，繼續翻炒，下香菇、蝦仁和洗淨
的嫩豌豆炒至變色，摻雞湯、藥汁、紹酒、醬油、精鹽，鍋
加蓋，燜至汁濃熟透，點放味精調味，盛起裝盤，即可供食
用。

【功效】

補脾胃，疏肝風，益腎固精。適用於脾胃虛弱，氣短食
少，以及肝陽上亢所致頭暈頭痛等症。

【注意】

血虛氣弱者與孕婦不宜食用。

聚精膏

【原料】

黃魚鰾膠珠500克，沙苑蒺藜240克，五味子60克，精
鹽、蜂蜜各適量。

【製作方法】

①將上藥洗淨，放入砂鍋內，加水適量，置於文火上，煎煮 3 小時，過濾取汁，反覆 3 次，去渣，合併濾液。

②把合併的濃液重新倒入鍋內，以文火煎煮至濃縮，加適量的蜂蜜收膏，即成。

③服法，每日 1 次，臨睡前 3 匙，用淡鹽湯送服。

【功效】

益腎固精。適於治療夢遺滑精等症。

山藥扁豆粥

【原料】

鮮山藥50克，白扁豆25克，白米100克，白糖適量。

【製作方法】

①將鮮山藥刮去外皮，清洗乾淨，用刀切成小塊，待用。

②把白扁豆、白米分別洗淨，與山藥塊一同放入煮鍋內，加開水適量，置於火上，以慢火煮熬，待米爛成粥時，加入適量白糖調味，稍煮即可。

【功效】

補脾益腎，和中止瀉。適用於脾虛嘔逆，食少久泄，赤白帶下；腎虛消渴，遺精，小便頻數等症。

【注意】

痢疾患者不宜服用。

鹿角膠酒

【原料】

鹿角膠80克，白酒800毫升。

【製作方法】

①將鹿角膠用溫水浸泡15～20分鐘，用清水洗一洗，切碎成細粒狀，待用。

②把小壇刷洗淨，倒入鹿角膠碎粒，加入白酒，以淹沒藥物為準，然後置於火上，以文火煮沸，邊煮邊往壇內添白酒，直至白酒添盡，鹿角膠溶盡後，取下待涼，收入瓶，備用。

③服法，每日晚臨睡前空腹溫服15～20毫升。服盡依法重製。

【功效】

溫補精血。適用於精血不足引起的腰膝無力、兩腿酸軟，腎氣不足引起的虛勞遺精、滑精以及虛寒性咳血、崩中帶下，子宮虛冷和跌打損傷等症。

【注意】

(1)陰虛火旺及外感發熱者，忌服。

(2)血分有火，內有濕熱及胃火熾盛，肺有痰者，忌之。

淮山玉竹煲白鴿

【原料】

淮山片30克，玉竹35克，白鴿 1 隻，料酒、精鹽各適量。

【製作方法】

①將鴿宰殺，沸開水燙透全身之毛，去淨毛和除內臟，清水洗淨，切成 4 大塊，待用。

②把淮山片、玉竹洗淨，放入煲中，加沸水適量，置於火上，用猛火燒滾，改用文火熬煮至藥汁濃厚，加入料酒和白鴿肉，煲加蓋，煲 2～3 小時，點入精鹽調味，即可飲湯吃肉。

【功效】

調精益氣，潤肺滋腎。凡身體虛弱而見氣短乏力，陰虛口渴者皆宜食之。

胡桃五味子膏

【原料】

胡桃仁10個，五味子 7 粒，蜂蜜適量。

【製作方法】

①將胡桃仁、五味子清洗淨，胡桃仁搗爲泥狀，五味子粒碎，待用。

②把煮鍋刷洗淨，加入少許清水，倒入蜂蜜，置於火上煮沸，放入胡桃仁泥和五味子粉，微熬成膏。

③服法，每日早、晚服，每次10克。

【功效】

補腎固精。適用於腎虛精虧，耳鳴遺精等症。

天麻燉腦花

【原料】

豬腦花 1 副，天麻15克，紹酒 5 克，味精 2 克，精鹽 1 克，五香粉0.5克，清湯100克。

【製作方法】

①將豬腦花放入碗內，用鑷子挾淨血絲，清水沖洗淨，待用。

②把天麻洗淨灰渣，用刀切成極薄片，烘乾研成細粉末，待用。

③將燉盅洗淨，放入豬腦花、紹酒、天麻粉、五香粉、清湯、味精、精鹽，加盅蓋置鍋內，隔水燉 2 小時，即可食用。

④服法，每天服用 1 次，10天爲 1 個療程，隔幾天後可繼續服。

【功效】

祛風，開竅，通血脈，鎮靜安神。適用於肝腎陰虛引起的眩暈，美尼爾氏綜合症，動脈硬化有肝陰虛的高血壓等症。

鹿茸酒

【原料】

鹿茸10克，山藥30克，白酒500毫升。

【製作方法】

①將容器用淸水刷洗淨，擦乾水分，待用。

②把鹿茸、山藥洗淨，山藥去皮，烘乾粉碎，與白酒共置入淨容器中，密封浸泡7日以上便可服用。

③服法，每日 3 次，每次15～20毫升。

【功效】

補腎陽，益精血，強筋骨。適用於虛勞精衰和精血兩虧引起的性慾減退、陽痿遺精、早洩、腰膝酸痛、畏寒無力、骨弱神疲、遺尿、眩暈耳聾、小兒發育不良、婦女宮冷不孕、崩漏帶下以及再生障礙性貧血及其他貧血。

【注意】

內有濕熱，濕盛中滿及內有積滯者，均忌服。

參附蒸甲魚

【原料】

甲魚1000克，熟附片20克，薑片6克，紅人參片、料酒各10克，味精0.4克，胡椒麵１克，精鹽３克，雞湯500克。

【製作方法】

①將甲魚宰殺後，放入沸水鍋中煮10分鐘，撈出，剖開蓋，撕去剖下的甲魚蓋上的粗皮，用刀斬去頭，挖出內臟，用清水洗淨，斬成小塊，待用。

②取一個大碗洗淨，把甲魚塊、熟附片、薑片、精鹽、料酒一齊放入碗內，倒入雞湯，上籠蒸２～３小時，離火，上桌時將蒸碗內的汁倒出，加入味精、胡椒麵，調好口味，重新倒回甲魚碗中，即可上桌。

【功效】

補元氣，固精補腎。適合於元氣虛弱，腎衰陽痿早洩等症。無病常服有抗衰老及提高工作效率、增加記憶力的作用。

胎盤膏

【原料】

新鮮胎盤1具，蜂蜜適量。

【製作方法】

①將胎盤洗淨，漂至水清為度，切碎，待用。

②把煮鍋刷洗，加清水適量，置於火上，用旺火燒開，倒入胎盤碎末，鍋加蓋，以文火熬煮至爛，加煉蜜250克收膏。

③服法，每次服1匙，每日2次。

【功效】

補腎益精，益氣養血。治男女一切虛損，對於肺結核痰中帶血，再生障礙性貧血、不孕症等有效。

山藥苡米粥

【原料】

山藥80克，苡米40克，紅糖適量。

【製作方法】

①將山藥削去外皮，清水洗淨，用刀切成碎末，待用。

②把苡米淘洗淨，直接放入煮鍋內，加清水適量，置於火上，煮沸後，加入山藥碎末，共煮為粥，調入紅糖即可食用。

③服法，每日2次，溫熱食服。

【功效】

健脾固腎，益氣養陰。適用於食少便溏，肺虛咳嗽，腎

虛遺精，尿頻，婦女白帶過多。並可用於糖尿病善後飲食，鞏固療效預防復發。

二冬二地酒

【原料】

菟絲子、肉蓯蓉各120克，天門多、生地黃、熟地黃、山藥、牛膝、麥門冬、杜仲、巴戟天、枸杞子、山萸肉、人參、白茯苓、五味子、木香、柏子仁各60克，覆盆子、車前子、地骨皮各45克，石菖莆、川椒、遠志肉、澤瀉各30克，白酒4000毫升，薑汁適量。

【製作方法】

①將容器刷洗乾淨，晾乾水，待用。

②把上述藥材清洗淨，杜仲以薑汁炒，巴戟天去心，諸藥共搗爲粗末，用細紗布包好，置於淨容器中，以白酒浸，封口紮緊。

③經過 7～12天後，開封取藥酒飲服。

④服法，每日早晚各服１次，每次10毫升。可隨飲隨添酒，以味薄爲止。

【功效】

滋補肝腎，塡精益髓，益氣養血。適用於肝腎不足，氣血兩虧引起的各種病症。

熟附片蒸豬肚

【原料】

熟豬肚350克，熟附片、黨參、枸杞、山藥、桂圓各10

克,熟豬油50克,胡椒麵3克,冰糖30克,精鹽2克,味精
1克,雞清湯500克。

【製作方法】

①將熟豬肚斜切成3公分長,1.5公分寬的長方塊,待
用。

②把大棗去核,山藥去皮,與熟附片、黨參、枸杞、桂
圓,一齊用清水洗淨,再將山藥切成極薄片,待用。

③取一個大碗,洗淨,將以上原料一同放大碗內,再放
入胡椒麵、精鹽、熟豬油、冰糖一起拌勻,隔水蒸大約30～
60分鐘,再加入雞清湯,蒸至肚塊軟爛即成。

【功效】

補氣補血,健脾固腎,縮尿。適合久病虛弱,小兒、老
人遺尿,氣血不足,肝腎不足患者食用。健康人常食,有防
病強身的作用。

地黃烏米酒

【原料】

肥生地黃400克,何首烏500克,黃米2500克,麴100
克。

【製作方法】

①將黃米淘洗淨,入鍋加水,煮成飯,晾涼,待用。

②將肥生地黃、何首烏洗淨,置於鍋內,加清水適量,
鍋加蓋,以文火熬成濃汁,去渣取汁,待用。

③把濃汁同麴攪拌均勻,加入煮熟的黃米飯中,齊放入
洗淨的容器內,加蓋密封,置保溫處,春夏5日,秋冬7日
開口,容器中有綠汁,此為真精華,宜先飲,濾汁收取,備

用。

④服法，每日服 3 次，每次溫服10～20毫升。

【功效】

補腎益精，養陰生津，清熱涼血。適用於陰虛骨蒸，煩熱口渴，陰津耗傷，鬚髮早白，熱性出血症及肝腎精血虧損所致的遺精、帶下、腰膝酸痛、肌膚粗糙、體力虛弱、生殖能力低下等症。

【注意】

脾虛便溏者忌服。飲酒期間，忌食生冷、油膩及豬、馬、牛、犬肉。

龍芍鴨條凍

【原料】

白鴨肉800克，製首烏15克，牡蠣粉、女貞子各10克，製龜板、製鱉甲、龍骨粉、赭石粉、草決明、白芍各 9 克，煆磁石50克，牛膝、旋覆花各 6 克，紹酒20克，薑塊10克，羊茱 9 克，白糖400克，蜜櫻桃15克，花椒10粒。

【製作方法】

①將鴨肉用清水洗淨，切成小塊，待用。

②把煮鍋置旺火上，加入清水，燒開，倒入鴨肉片，撇淨血泡，放入花椒、薑塊，移至小火上煮熟，撈起，放入瓷盤舖平，待用。

③將鴨湯浮油撇淨，揀出薑塊、花椒，過濾去渣，取汁，待用。

④把中藥材洗淨，直接放入砂鍋內，加清水適量，置於火上，熬煮成濃藥汁，去渣取汁，待用。

⑤將炒鍋刷洗淨後，置小火上，加藥汁、鴨湯、洋菜節溶化後，加入白糖，淋在鴨肉塊上，撒上蜜櫻桃顆待涼，入冰箱凍結，劃成條塊入盤，即可供食用。

【功效】

滋腎陰，平肝陽，熄風化痰。

【注意】

本品專治肝陽上亢的高血壓病，無此病者忌用。

蓯蓉酒

【原料】

肉蓯蓉60克，肉豆蔻、山萸肉各30克，朱砂10克，白酒1200升。

【製作方法】

①將朱砂細研爲末，待用。

②把其餘各味藥材洗淨，瀝乾水分，研成粗碎末，用細紗布袋盛，封口紮緊，待用。

③將藥袋與白酒一齊放入洗淨的壇中，再把朱砂撒入攪勻，加蓋密封，置陰涼乾燥處，每日搖動數次。

④經過一個星期後，即可開封，取酒飲之。

⑤服法，每日早、晚各1次，每次空腹飲服10～15毫升。

【功效】溫補脾腎，養精血，安神志。適用於脾腎兩虛引起的腰酸遺精，脘腹作痛，食慾不振，泄瀉，心神不寧等症。

山藥羊肉粥

【原料】

羊肉30克，鮮山藥、糯米各100克，花生油、精鹽、料酒各適量。

【製作方法】

①將羊肉洗淨，放入沸水鍋燙一燙，過冷水洗淨，切成極薄片，待用。

②把山藥削去外皮，清水沖洗淨，切成片，待用。

③將糯米淘洗淨，直接放煮鍋，加清水適量，置於火上，用旺火燒沸，加入羊肉片、山藥片和花生油、料酒，鍋加蓋，以文火熬煮粥成，點入精鹽調味，稍煮片刻，即可供食用。

④服法，每日早晚，溫熱食服。

【功效】

健脾溫腎。適用於脾腎陽虛之泄瀉，症見五更泄瀉，或大便時溏時瀉，水穀不化，稍進油膩之物，則大便次數增多，食少脘脹，面色萎黃，形寒肢冷倦怠乏力等症。

【注意】

實證、熱證的泄瀉者忌服。

葡萄漿

【原料】

鮮葡萄1000克，鮮藕500克，白蜜150克。

【製作方法】

①將葡萄、藕清洗乾淨，分別去外皮，榨取其汁水，待用。

②葡萄、藕汁加入蜂蜜拌勻，倒入洗淨的鍋內，置於火上，微火煮三沸即成漿。

③服法，空腹時飲漿15～20毫升。

【功效】

滋陰、通淋，止血。適用於腎陰虛引起的血淋等症。

【注意】

濕熱淋證患者忌服。

熟附片蒸肘子

【原料】

熟附片20克，豬肘子750克，枸杞、大棗、山藥、黨參各10克，豬小肚2個，胡椒麵3克，冰糖30克，熟豬油10克，豬骨湯300克，精鹽少許。

【製作方法】

①將豬肘子去淨毛，清洗乾淨，再把豬小肚洗淨，放入濃鹽水中浸泡15～20分鐘，一起入鍋煮10分鐘，撈出，過冷水洗淨，切成小塊狀（注意肘子不能切斷），待用。

②把附片、枸杞、大棗、山藥、黨參，分別去雜質，清水洗淨，再將山藥切成片，待用。

③取一大盆洗淨，將上述藥材放入盆內，加入豬小肚、肘子（皮向上）、胡椒麵、精鹽、冰糖、豬油，上籠蒸90分鐘後，加入豬骨湯，上籠再蒸40分鐘，離火即成。

【功效】

固精縮尿，補益脾腎。適用於病後體虛，小兒遺尿，肝

腎不足等病。對於陽痿病人最爲適宜。

海龍酒

【原料】

海龍、丹參、菟絲子、羊腎（炒燙）各50克，海馬、丁香各2克，肉豆蔻、玉竹各20克，大棗、狗脊（去毛）各20克，人參（去蘆）30克，當歸、白芍、牡丹皮、澤瀉、石斛、小茴香（鹽炒）、鹿茸（去毛）各10克，桑寄生、黃芪各100克，熟地黃40克，蔗糖1500克，高粱白酒（40%）12.8升，景芝白干（40%）3.2升。

【製作方法】

①將大棗逐枚去核，清水沖洗淨，待用。

②把容器用清水沖洗淨，晾乾水分，待用。

③將上述21味藥共研碎成粗末，人參單獨粉碎，待用。

④把全部中藥與高粱酒共置於容器內，密封浸泡20天後，取上清液及壓榨液，加入景芝白干、蔗糖攪拌溶解，靜置，過濾即可飲之。

⑤服法，每天早、晚各服1次，每次30～50毫升。

【功效】

補腎益精。適用於腰膝酸軟，倦怠無力，健忘失眠，陽痿滑精，風濕痹痛等症。

【注意】

孕婦及陰虛火旺者忌服。飲酒期間，忌蘿蔔、茶葉，恐損人參功效。

核桃人參湯

【原料】

核桃肉20克，人參6克，生薑3片，冰糖適量。

【製作方法】

①將核桃肉輕輕洗一洗，不要去內膜，將人參切成極薄片，待用。

②把核桃肉、人參片、生薑片放入洗淨的砂鍋內，加清水適量，置於文火上煮30～60分鐘，過濾去薑片，取汁，待用。

③將藥汁重新倒入砂鍋內，加入冰糖，繼續煮15分鐘左右，即可供飲用。

④服法，每日1次，以臨睡前溫服爲宜。

【功效】

補腎納氣，斂肺定喘。適用於腎不納氣之咳喘症，如氣管炎等。

金櫻子酒

【原料】

金櫻子300克，何首烏120克，巴戟、黃芪各90克，黨參、鹿筋、杜仲、黃精各60克，菟絲子、枸杞子各30克，蛤蚧1對，米三花酒5000毫升。

【製作方法】

①將容器用清水沖洗乾淨，晾乾水分，待用。

②把上藥分別洗淨，瀝乾水分，加工成小塊，與白酒共

置容器中，密封浸泡15日即成。

③服法，每日早、晚各服１次，每次飲20～30毫升。

【功效】

補腎固精，益氣生血。適用於氣血兩虧引起的體質羸弱，頭暈目眩、倦感乏力，遺精，早泄，小便頻數而清長和遺尿等症。

【注意】

有外感發熱者忌服。

豬肚蒸附片

【原料】

豬肚1000克，熟附片25克，料酒、薑米各10克，胡椒麵１克，精鹽、味精各適量。

【製作方法】

①將豬肚加精鹽反覆揉洗淨，放入沸水鍋內氽一下，撈起，過清水刮洗淨，切成３公分長，1.5公分寬的條狀，待用。

②取一個大碗洗淨，把豬肚條放入碗內，加入洗淨的薑米、料酒、精鹽、味精、胡椒麵拌勻，放整齊，再加放熟附片，上籠蒸120分鐘。吃時翻於盤中，即成。

【功效】

溫補脾腎，健胃進食。適用於因久病腎虛的崩漏、帶下，以及男女功能性腰痛等病症。

山藥雞蛋粥

【原料】

山藥50克，大米80克，雞蛋3個，冰糖適量。

【製作方法】

①將山藥洗淨，入鍋蒸熟，用刀切碎，待用。

②把大米淘洗乾淨，與山藥齊下鍋，加清水適量，置於旺火上燒沸，以文火熬煮成時，快起鍋，將雞蛋打入碗中，去掉雞蛋清，把蛋黃打散，倒入粥中，再加入冰糖，迅速攪勻，即可食用，以每晚溫熱服食較好。

【功效】

滋陰補血，養血安神。適用於頭暈目眩，面色不華，心悸健忘，失眠多夢，五心煩熱，盜汗，口燥咽乾等症。

巴戟天酒

【原料】

巴戟天、牛膝各60克，生地黃、地骨皮、麥冬、防風各40克，黃芪、肉蓯蓉、五味子各20克，甘草6克，白酒3000毫升。

【製作方法】

①將容器用清水沖洗乾淨，擦乾水分，待用。

②把上述各味中藥材分別洗淨，切成1公分大小的藥塊，與白酒一起置入容器內，密封浸泡15日後，即可飲用。

③服法，每日3次，每次溫服15～30毫升。

【功效】

補腎益精。適用於面色萎黃，身體虛弱，精神萎靡，不耐疲勞，陽痿遺精，腰膝酸軟，倦怠乏力等症。

【注意】

飲酒期間，忌生冷之物，外感發熱時應停服。

甘薯粥

【原料】

大米300克，鮮甘薯500克。

【製作方法】

①將甘薯削去皮，清水洗淨，切成小塊，待用。

②把大米淘洗乾淨，與甘薯塊一同放入煮鍋內，加清水適量，置於旺火上燒沸，以文火煮熬，待米爛粥稠時即成。

【功效】

健脾益胃，滋補肝腎。適用於脾胃虛弱，體倦，氣短，大便燥結，腰膝酸軟，視物暈花等病症。

【注意】

糖尿病患者不宜食用。

雞冠蒸附片

【原料】

雞冠15克，淨母雞肉500克，熟附片20克，薑絲10克，精鹽５克，料酒、醬油各10克，清湯200克，味精３克，花生油４克。

【製作方法】

①將淨母雞肉和雞冠放入清水中洗淨，再將母雞肉切成

小塊，一併入盆內，加入薑絲、花生油、精鹽、醬油、料酒拌勻，醃製入味，待用。

②取一個大蒸碗洗淨，裝入醃製入味的雞肉、雞冠，再加入洗淨的熟附片，上籠蒸150分鐘，離火，取出翻入湯碗內，放入味精，沖入熱雞湯即成。

【功效】

溫腎調經。適用腎虛腰痛及婦女月經不調的患者食用。

豬腎酒

【原料】

豬腎1對，童便700克，白酒350毫升。

【製作方法】

①將豬腎用清水洗淨，與白酒、童便共置入洗淨的磁瓶中密封，用文火隔水蒸至豬腎熟透，即成。

②服用時，再用文火煮熱，乘溫以酒送服豬腎。

③服法，以凌晨時空腹服用，效果最佳。病重者可連服一個月。

【功效】

補腎固精，滋陰降火。適用於腎陰虛引起的腰痛綿綿不休，稍遇勞累則疼痛加重，短氣，身重，頭暈耳鳴，脫髮，牙齒鬆動，膝軟，夢遺，滑精、陽痿，兼見低熱、盜汗、口乾舌紅、脈細數等症。

核桃山楂汁

【原料】

核桃仁150克，山楂50克，白糖200克。

【製作方法】

①將核桃仁加清水少許，用石磨磨成茸，裝入洗淨的容器中，再加適量涼開水調成漿汁，待用。

②把山楂去核，洗淨，用刀切成極薄片，加清水500毫升，入鍋煎煮半小時，過濾取汁，再加入清水500毫升，繼續煮1次，將2次汁混合，待用。

③將煮鍋洗淨，置於火上，倒入山楂汁，加入白糖，溶化後再徐徐倒入核桃仁漿，注意要邊倒入邊攪勻，微沸即可，可作爲飲料服用。

【功效】

補肺益腎，潤腸消積。適用於肺虛咳嗽、氣喘、腰痛、便乾、食積、血滯經少等病症，亦可作爲冠心病、高血壓、高血脂症及老年人便秘患者的保健飲料。

神仙延壽酒

【原料】

生地黃、熟地黃、天冬、麥冬、當歸、牛膝、杜仲、小茴香、巴戟天、川芎、白芍、茯苓、知母各30克，補骨脂、砂仁、白朮、人參、遠志各20克，木香12克，石菖薄、柏子仁各15克，枸杞子50克，黃柏、肉蓯蓉各35克，白酒8.5升。

【製作方法】

①將酒壇用清水沖洗乾淨，擦乾水分，待用。

②把上述諸藥洗淨，瀝乾水，研成碎末，裝入細紗布袋內，紮緊袋口，盛於酒壇，加入白酒8.5升，浸泡半小時，

待用。

③將酒罈置於火上，以文火慢煮沸約 2 小時後，取下，待溫封口，埋入較潮濕的淨土中 3 ～ 6 晝夜，然後取出，放於陰涼乾燥處繼續浸泡，7 天後即可開封，裝瓶，備用。

④服法，每日 2 次，早晚各飲服10～30毫升。

【功效】

補氣血，壯精神，澤肌膚，明耳目，養肝腎，健脾醒胃，久服健身益壽。適用於氣血不足，肝腎虧虛所致的少氣無力、面黃肌瘦、精神萎靡、腰酸腿軟、陽痿遺精、多夢易驚、怔忡健忘、心神恍惚、目暗耳鳴等症。

胡桃栗子糖羹

【原料】

胡桃肉40克，栗子50克，白糖90克。

【製作方法】

①先將栗子炒熟，去皮，再與胡桃肉同搗如泥，加入白糖拌勻，備用。

②服用時，以滾開水沖調後即可供飲服。不拘時食用。

【功效】

滋補益腎。適用於腎氣不足，經脈失禁而引起的白帶、盆腔炎、附件炎，多伴有腰疼膝軟，遺精早泄，發汗易脫等症。

烏髮益壽酒

【原料】

女貞子80克，旱蓮草、桑椹子各60克，黃酒1.5升。

【製作方法】

①將桑椹子清洗淨，搗爛，其餘二味藥也研碎，裝入細紗布內，紮緊袋口，待用。

②把小酒壇刷洗淨，擦乾水分，倒入1.5升黃酒，再放入藥袋，密封置陰涼乾燥處浸泡14天，每天搖動數次，最後開封取出藥袋，即可飲之。

③服法，每日2次，早晚空腹各溫飲20～30毫升。

【功效】

滋補肝腎，養陰清熱，烏髮益壽。適用於肝腎不足所致的頭暈目眩、腰膝酸軟、鬚髮早白、陰虛潮熱、血虧經漏等病症。

【注意】

陰虛者慎用。

板栗糖漿

【原料】

栗乾（連殼）80克，糖冬瓜35克，栗米鬚6克。

【製作方法】

①將上藥放入砂鍋內，加清水適量，旺火燒沸，以文火熬濃，即可食用。

②服法，1日1次，每次25毫升。

【功效】

補腎祛邪。主治百日咳等症。

附杞羊腎湯

【原料】

羊腎 4 個，熟附片25克，枸杞15克，羊肉500克，生薑片、料酒各10克，味精 2 克，精鹽 5 克。

【製作方法】

①將羊腎剖成兩半，去腰臊筋膜，切成腰花狀，待用。

②把羊肉放入沸水鍋汆一下，撈出，過冷水洗淨，切成小塊，與羊腎一併放入盆內，加放料酒、精鹽，醃製入味，待用。

③將砂鍋刷洗淨，加清水適量，置於旺火上燒沸，把洗淨的熟附片、枸杞下鍋，鍋加蓋，以文火熬半小時後，再下羊腎、肉和生薑片，煮開，去浮沫，用小火燉至稀爛，離火，點入味精調味，即可食用。

【功效】

補腎填精。適於腎精衰敗，腰脊不舉及性功能減退的患者食之。健康人常食，可達強身健體的目的。

長生酒

【原料】

枸杞子、遠志各20克，茯神15克，牛膝16克，生地黃、熟地黃、山茱萸、五加皮、石菖蒲、地骨皮各18克，米酒3升。

【製作方法】

①將酒罈反覆刷洗淨，擦乾水分，待用。

②把上述諸藥研成碎末，裝入細紗布袋中，放入酒壇裡，加米酒 3 升，密封浸泡15天後，即可開封飲用。

③服法，每日清晨飲服10～20毫升，不可過飲。

【功效】

補肝腎，益精血，強筋骨，安神志。適用於肝腎不足所致的腰膝乏力、心悸、健忘、鬚髮早白、骨蒸潮熱，夜寐不安等症。

【注意】

飲服本品期間禁食蘿蔔。

鳳髓湯

【原料】

松子仁、胡桃各30克，蜂蜜15克。

【製作方法】

①將松子仁、胡桃肉洗淨，用溫開水浸泡胡桃肉，去皮，與松子仁一齊加工研成粉末，晾乾，待用。

②把松桃肉粉與蜂蜜和勻，用沸水沖攪勻，即可飲用。

【功效】

補腎，潤肺，止咳。適用於腎虛、肺燥、咳嗽等症。

長生固本酒

【原料】

枸杞子、山藥各80克，五味子、人參、天冬、麥冬、生地黃、熟地黃各60克，米酒15升。

【製作方法】

①將酒壇刷洗乾淨，擦乾水分，待用。

②把上述諸藥清洗淨，用刀砍碎，裝入細紗布袋內，紮緊袋口，放進酒壇裡，加米酒15升，密封。

③將酒壇置於火上，隔水加熱約30分鐘，取出待冷再埋入土中7天，取出開封去藥袋，過濾，裝瓶，備用。

④服法，每日2次，早晚各飲服10～20毫升。

【功效】

益氣養陰，滋補脾腎。適用於氣陰兩衰所致的四肢乏力、腰膝酸軟、心煩口乾、心悸多夢、頭眩、鬚髮早白等症。

豬脊子棗羹

【原料】

豬脊骨1具，蓮子100克，紅棗150克，木香5克，甘草15克。

【製作方法】

①將豬脊骨洗淨，用刀剁碎，待用。

②把紅棗去核，蓮子去心，與木香、甘草一齊洗淨，同放鍋中，加入豬脊骨及清水適量，置於火上，小火燉煮4小時。分頓食用，以喝湯為主，也可吃肉、棗和蓮子。

【功效】

填精補髓，益氣固澀。適用於腰痛遺精，眩暈耳鳴，尿多等症。

健身長春膏

【原料】

紅參、製半夏15克，茯苓、炒白芍、桑椹子、炙黃芪、炒白朮、陳皮各20克，熟地、製首烏、酒當歸、製女貞子各30克，杞子35克，川芎10克，砂糖530克。

【製作方法】

①將紅參用溫水浸泡5分鐘，過冷水洗淨，切成極薄片，入砂鍋，加清水適量，置於火上煎2次，每次3小時，濾取濃汁，待用。

②把其餘的13味中藥材洗淨，與參渣一同入砂鍋，加入水適量，熬煎3次，每次3小時，合併藥汁參汁，待用。

③再將藥、參汁重新入鍋，以文火熬煉濃縮成清膏，離火，待用。

④把砂糖530克放入鍋內，加熱水少許，溶化後過濾，取清膏1000克與之混合攪勻，微煉成膏。

⑤服法，每次服9～15克，每日2次，空腹溫開水化服。

【功效】

大補氣血，滋養肝腎。適於治老年體虛，神倦乏力，頭暈眼花，耳鳴心悸，失眠，健忘等症。久服健身延年，青春常駐。

延年薯蕷酒

【原料】

山藥350克，白朮、五味子各250克，防風300克，黨參、生薑末各180克，米酒15升。

【製作方法】

①將山藥去皮，與白朮，五味子、防風、黨參一齊洗淨，瀝乾水分，共研成粗末，同生薑末一起裝入絹袋內，紮緊口，待用。

②把酒壇洗淨，擦乾水分，將藥袋放入壇內，加米酒15升，密封，浸泡７天即成。

③服法，每日２次，每次飲服10～20毫升，或隨量飲服，不醉爲度。

【功效】

健脾益腎，補氣和血。適用於脾腎虛弱，體衰多病，少氣倦怠、食少、精神不振、多汗、易感冒等症。

註：薯蕷即山藥。

資壽延年膏

【原料】

何首烏200克，黃精、丹參、山楂、澤瀉各150克，蜂蜜500克。

【製作方法】

①先將上述全部中藥材洗淨，用刀砍碎，放入砂鍋內，加清水泡發，再置於火上煎煮，隨時加水，約３小時取汁１次，續清水再煮，如此反覆３～４次，合併藥汁，待用。

②把合併後的藥汁入鍋，置於文火上，熬煉濃縮，煉至稠厚時，加入蜂蜜，熬至滴水成珠爲度，離火，入瓶，備用。

③服法，每次服 3～6 克，每日 2 次，開水化服，或燉化，空腹服用。

【功效】

補腎、活血、養心、降脂。適用於治心腦衰弱，眩暈，健忘，胸悶，心悸，心痛，少氣，未老先衰，血脂增高，血管硬化等症。

周公百發酒

【原料】

黃芪、茯神各60克，肉桂18克，當歸、生地黃、熟地黃各36克，白朮、黨參、麥冬、茯苓、陳皮、山茱萸、川芎、防風各30克，枸杞子、龜板膠各45克，五味子、羌活各24克，冰糖 1 千克，白酒10升。

【製作方法】

①將酒壇刷洗淨，用淨布擦乾，待用。

②把全部中藥材洗淨，用刀砍碎，裝入布袋內，紮口，放入備好的酒壇中，加白酒10升，龜板膠45克，冰糖 1 千克，密封，隔水加熱，煮沸 2 小時，離火靜置繼續浸泡 7 天，即可啟封去渣，濾清裝入瓶中，備用。

③服法，每日 1～2 次，每次飲服10～30毫升。

【功效】

健脾益氣，滋陰養血，補腎固精，理氣行血，袪風勝濕。適用於氣血衰弱，亡血失精所致的四肢乏力、面色無華、食少消瘦、頭暈目眩、鬚髮早白及感受風濕的肢體麻木、活動不利等症。

【注意】

孕婦忌服。

山附粥

【原料】
山藥20克，熟附片15克，粳米100克，精鹽少許。

【製作方法】
①將山藥去外皮，清水洗淨，切成小方塊，待用。
②把熟附片用溫水浸泡10分鐘，清水洗淨，待用。
③將粳米淘洗乾淨，直接入鍋，加水適量，置於旺火上燒沸，加入山藥塊和熟附片，以文火煮至熟，點入精鹽調味後即可食用。
④服法，早晚溫熱食用。

【功效】
補脾胃，滋腎。適用於脾虛腹瀉、慢性久痢、體倦食少，以及老年性糖尿病、慢性腎炎等症。

耐老酒

【原料】
菊花、生地黃各250克，枸杞子300克，糯米3500克，細麴300克。

【製作方法】
①將酒壇清洗乾淨，用布擦乾水分，待用。
②把生地黃、枸杞子、菊花洗淨，放入砂鍋內，加水適量，置於火上煮，1小時後取濃汁，倒入酒壇內，加水繼續煮，如此反覆，煮至藥材無味為度，再將合併藥汁煮至3.5

升。

③將糯米淘洗淨，入鍋蒸成粘飯，離火，待冷後，打散開，拌入細麵末，倒入酒壇，與藥液拌勻，加蓋密封，置於保溫處釀21天，即可啓封，過濾取淸液，裝入瓶中，待用。

④服法，每日３次，早午晚空腹各溫飲20～30毫升。

【功效】

補益肝腎，滋養精髓，明目益壽。肝腎不足而致頭暈目眩、視力減退、鬚髮早白、腰膝酸軟等病患者飲之，具有較好的療效。

羊骨薑絲糯米粥

【原料】

羊骨３千克，糯米100克，薑絲19克，料酒10克，精鹽５克，醬油、味精各２克。

【製作方法】

①把羊骨洗淨，捶碎，放入盆內，加料酒、醬油、薑絲，醃製15分鐘，待用。

②將煮鍋洗淨，加水適量，置於旺火上燒開，倒入羊骨煮湯，取湯代水。

③把糯米用淸水淘洗淨，入羊骨湯鍋內煮，待粥將成時，加淸鹽、薑絲，煮二三沸後，點入味精即可食用。

④服法，宜秋、冬早晚溫服，隨量飲食。

【功效】

補腎氣，強筋骨，健脾胃。適用於大病、久病之後及年老體衰，虛勞羸瘦，腎臟虛冷，陽痿，早泄，遺尿，腰脊腿膝酸痛，脾胃虛弱，及現代醫學之血小板減少性紫癜、再生

障礙性貧血等病。

一醉不老丹

【原料】

沒石子 6 枚，蓮蕊鬚、生地黃、熟地黃、槐角子、五加皮各90克，大麥60克，薄荷30克，米酒 6 升，煉蜜適量。

【製作方法】

①將蓮蕊鬚、生地黃、熟地黃、槐角子，五加皮、沒石子洗淨，用石臼杵碎，裝入絹袋，放入事先洗淨的酒壇內，加米酒 6 升，密封，浸泡10～30天，置於陰涼乾燥處。

②開封，取出藥袋，曬乾，研成細末，用大麥與之炒，煉蜜爲丸，每丸重 3 克，壓成餅狀，用瓷瓶貯放，每放一層即撒上一層事先備好的薄荷細末。

③服法，每日 2 次，每次飲服10～20毫升，或視習慣隨意飲服；藥餅可於飯後嚼化 2 ～ 3 個，也可用藥酒送服。

【功效】

固精養血，補腎滋陰，烏鬚黑髮，強壯筋骨。適用於腎虧虛勞，精血不足，腎精不固，滑泄遺精、鬚髮早白枯落、腰膝酸軟等症。

【注意】

⑴凡外感未癒或痰濕內盛者不宜使用。

⑵藥物研末時忌用鐵器。

⑶槐角子用量不宜過大。

坎離膏

【原料】

生地黃、熟地黃、天門冬、麥門冬各100克，光杏仁21克，胡桃仁（去皮）、黃柏、知母各200克，蜂蜜（煉淨）250克，側柏葉一把。

【製作方法】

①將黃柏、知母、側柏葉洗淨，入鍋內，加水煎至 4 碗，取汁去渣，待用。

②把藥汁重新入鍋，加入洗淨的天冬、麥冬、生地黃、熟地黃，添水 2 碗，煎汁，取渣搗爛如泥，另加水 2 碗，熬熟絞汁，入煎汁內，合併汁液，待用。

③將杏仁、胡桃仁以水搗爛，同蜂蜜250克，入煎汁內，先用旺火熬，後以文火熬成膏，裝入瓶內，備用。

④服法，每服 9 克，每日 2 次，空腹服。

【功效】

滋陰降火。適用於肺腎兩虛，陰虛內熱，咳嗽痰少，咯血衄血，心慌喘促，盜汗骨蒸，夢交遺精等病。

美髯醋

【原料】

何首烏300克，桑椹子、女貞子各60克，水牛角、旱蓮草各90克，熟地黃210克，黑豆皮、乾茄花各85克，米酒 5 升。

【製作方法】

①將上述全部中藥材清洗淨，瀝乾水，研成粗末，裝入細絹袋內，紮緊袋口，待用。

②把酒壇用清水洗淨，擦乾水分，放藥袋入酒壇，加5升米酒，封口，隔水煮90分鐘，離火。

③將酒壇置於陰涼乾燥處，繼續浸泡3～5天，即可啓封飲用。

④服法，每日2次，每次飲服10～20毫升。

【功效】

滋補肝腎，養陰清熱，涼血和營，烏鬚黑髮，延年益壽。適用於肝腎虧虛，精血暗耗，血分有熱而致鬚髮早白、脫髮、夜寐多夢、煩熱咽乾、消瘦等症。

潤肺膏

【原料】

南沙參、麥冬、天冬、花粉、枇杷葉（去毛）杏仁、核桃仁、冰糖各50克，川貝母120克，橘餅250克，白蜜6000克。

【製作方法】

①將川貝洗淨，曬乾，研成細末，待用。

②把其餘中藥材洗淨，入砂鍋內，煎3次，每次2小時，去渣，合併煎汁，待用。

③將煎汁重入煮鍋，熬煉濃縮，煮至稠粘時兌入川貝粉和溶好過濾熬去水分的冰糖，另加煉淨白蜜6000克微煉成膏。

④服法，每次服15克，每日2次，白開水沖服。

【功效】

養陰潤肺，止咳化痰。適用於陰虛肺燥，尤其是老年肺虛，咽嗆乾咳，或咳嗽痰粘等症。健康老人常食，有養生延年之功效。

地黃年青酒

【原料】

熟地黃100克，萬年靑150克，桑椹子120克，黑芝麻60克，山藥200克，南燭子、花椒各30克，白果15克，米酒2.5升。

【製作方法】

①將酒壇洗淨，瀝乾水，待用。

②把全部中藥材洗淨，裝入白紗布內，紮緊袋口，放入乾淨酒壇中，加米酒，密封，置於陰涼乾燥處，浸泡７天，即可啓封，去渣裝入瓶內，備用。

③服法，每日２次，早晚空腹各溫飲10～20毫升。

【功效】

補益肝腎，烏鬚黑髮，久服聰耳明目。適用於肝腎兩虛，精血不足所致未老先衰、鬚髮早白或毛枯髮落、視物昏暗、耳聾失聰、腰膝酸軟等症。

滋陰壯陽的飲食

下 篇
壯陽補腎

蓯蓉羊肉粥

【原料】

肉蓯蓉15克，精羊肉、粳米各100克，精鹽 3 克，生薑
6 克。

【製作方法】

①將肉蓯蓉洗淨，砂鍋加水適量，置於火上，煎肉蓯蓉
取濃汁，去渣，待用。

②把精羊肉洗淨，切成細末，待用。

③將粳米淘洗後。倒入煮鍋內，加入肉蓯蓉濃汁，兌水
適量，放入羊肉末，置於旺火上煮沸，改用文火煮至粥將成
時，加放精鹽、生薑，煮成粥，即可供食用。

④服法、宜冬季食，連用 5～7 天為 1 療程。

【功效】

補腎助陽，健脾養胃，潤腸通便。適用於腎陽虛衰所致
男子陽痿、遺精、早泄，女子宮寒不孕。腰膝冷痛，尿頻，
遺尿，及素體羸弱，勞倦內傷，老年陽虛便秘等症，均有較
好的療效。

菟絲蓯蓉飲

【原料】

菟絲子10克，冰糖100克，核桃仁30克，山藥50克，肉
蓯蓉20克。

【製作方法】

①將菟絲子、肉蓯蓉、山藥、核桃仁分別洗淨，裝入紗

布裝內，置於砂鍋內，加淸水適量，把砂鍋置武火燒沸，以文火煎熬90分鐘，停火，稍涼，過濾取濃汁，待用。

②把冰糖打碎，熬水後加入藥汁中拌勻，即可飲服。

【功效】

溫補腎陽。適用於腎陽不足、腎精虧損、耳鳴眼花、腰膝無力、陽痿早泄等。

鹿茸蟲草酒

【原料】

鹿茸20克，冬蟲夏草90克，高粱酒1500毫升。

【製作方法】

①將酒壇用淸水沖洗乾淨，晾乾水分，待用。

②把鹿茸、冬蟲夏草分別洗淨，將鹿茸切成片，冬蟲夏草切成碎末，待用。

③將茸片和冬蟲夏草放入酒壇內，加入高粱酒1500毫升，密封浸泡10～15天，過濾後即可飲用。

④服法，每日１次，每次20～30毫升。藥渣曬乾爲末，每次沖服３克。

【功效】

溫腎壯陽，益精養血。適用於腎陽虛衰，精血虧損所致的腰膝酸軟無力，畏寒肢冷，男子陽痿不育等症。

【注意】

陰虛者禁用。

豬肉炒附片

【原料】

瘦豬肉120克，炮附片15克，水豆粉、料酒、醬油各10克，味精2克，生薑米5克，精鹽3克，豬油50克。

【製作方法】

①把瘦豬肉洗淨，用刀切成極薄片，放入洗淨的大碗內，用水豆粉、醬油碼好芡，醃製入味，待用。

②將炮附片放入沸水鍋內汆一下，撈出，過一下冷水，漂洗淨，待用。

③把炒鍋刷洗淨，置於旺火上，下豬油起油鍋，放入薑米，在鍋內炸一下，隨後下肉片炒散，再下炮附片，繼續進行翻炒，10分鐘後，加入味精、精鹽炒勻，嚐好口味，出鍋裝盤，即何供食用。

【功效】

溫中補陽，強身壯骨。適合心腹冷痛，關節冷痛，陽痿等患者食用。

雀兒藥粥

【原料】

麻雀5隻，菟絲子45克，覆盆子15克，枸杞子30克，粳米100克，生薑6片，精鹽、米酒少許。

【製作方法】

①將麻雀逐隻殺死，用沸水燙透，去淨毛及內臟，清水洗淨，放入碗內，加米酒醃製，待用。

②把菟絲子、覆盆子、枸杞子放入清水中洗淨，一同放入洗淨的砂鍋內，加清水適量，置於火上，煮1小時，取濃藥汁，去藥渣，待用。

③將粳米淘洗淨，與藥汁一同下鍋，加清水適量，置於火上燒沸，倒入麻雀肉共煮粥，待粥將熟時，加入生薑片、精鹽調味，煮成稀粥，即可服食。

④服法，冬季食最宜，連用3～5天爲1療程。

【功效】

補腎壯陽，益肝養血，塡精暖腰。適用於腎氣不足所致的陽虛羸弱。性機能減退，遺精，早泄，頭暈眼花，腰膝冷痛，尿頻，餘瀝不淨，遺尿，婦女帶下等症

參鹿補膏

【原料】

紅參20克，明玉竹25克，鹿肉35克，鎖陽、續斷各50克，淫羊藿、狗脊（製）、白朮（麩炒）各75克，墨旱蓮、熟地黃、仙鶴草各100克，雞血藤200克，女貞子（製）150克，黨參50克，煉蜜1000克。

【製作方法】

①將紅參洗淨，晾乾，切成極細末，待用。

②把鹿肉洗淨，放入砂鍋內，加清水適量，置於旺火上煮沸，以文火熬至酥爛成羹狀，用紗布過濾，待用。

③將上述藥材洗淨，放砂鍋，加清水適量，置於文火上熬1小時，過濾取汁。煎汁濃縮後，加入紅參粉末，鹿肉羹，迅速攪勻，再加入煉蜜1000克收膏，即成。

④服法，每次服1湯匙，每日2次，開水沖服。

【功效】

益氣養血，補腎壯陽。適用於陽虛畏寒，精神疲乏，氣血不足，腰膝酸軟，行走無力，四肢不溫，頭暈耳鳴，驚悸健忘等症。

核附炒雞丁

【原料】

鮮雞胸肉350克，核桃仁25克，雞蛋2個，熟附片15克，料酒8克，味精1克，白糖5克，化豬油500克，生薑8片，胡椒麵2克，精鹽、雞湯、水豆粉適量。

【製作方法】

①將附片洗淨，放入沸水鍋燙至約八成熟時撈出，用清水沖洗淨，切成丁狀，待用。

②把雞肉洗淨，切成雞丁，放入洗淨的碗內，用精鹽、料酒、雞蛋清、胡椒麵、水豆粉碼好芡，醃製入味，待用。

③將味精、白糖、雞湯、精鹽各適量，放入洗淨的碗內，加入水豆粉兌成滋汁，待用。

④把炒鍋刷洗淨，置於旺火上，放豬油入鍋燒熱，下雞丁炒散，瀝去多餘的油，再下附片丁，迅速翻炒，15分鐘後，加入洗淨的核桃仁煸炒，10分鐘後，把已兌好的滋汁倒入鍋內，炒勻起鍋，裝盤，可供食用。

【功效】

醒腦提神，溫腎補陽。適用於腎虛陽衰所致的陽痿，畏寒肢冷，尿頻，遺精，頭暈及眼花等症。同時，對於精神疲倦乏力，有振奮精神，增強記憶力的作用。

韭菜粥

【原料】

新鮮韭菜60克，粳米100克，精鹽少許。

【製作方法】

①取新鮮韭菜擇去爛黃葉片，清洗淨，切成小段，待用。

②把粳米淘洗淨，直接倒入鍋內，加清水適量，置於火上煮沸，加入韭菜、精鹽，同煮成粥，即可服食。

【功效】

補腎壯陽，固精止遺，健脾暖胃。適用於脾腎陽虛，精關不固所致的腹中冷痛，泄瀉久痢，噎嗝反胃，陽痿，早泄，遺精，白濁，尿頻，腰膝酸冷，婦人帶下，痛經，崩漏等症。

【注意】

隔日粥不宜服食。炎夏季節亦不宜食用。

雙鞭壯陽飲

【原料】

牛鞭100克，雞肉50克，狗鞭、枸杞子、菟絲子各10克，肉蓯蓉6克，料酒、薑片、精鹽各適量。

【製作方法】

①先將牛鞭用溫水浸泡至發漲，去淨表皮，順著尿道對剖成兩塊，過冷水漂半小時，再用清水反覆洗淨，待用。

②把狗鞭用油砂酥，用溫水浸泡約30分鐘，清洗淨，再

放入沸水鍋內汆去血水，撈出，過涼水反覆清洗乾淨，待用。

③將牛、狗鞭放入煮鍋內，加清水適量，置於旺火上燒開，打去浮沫，放入薑片、料酒，鍋加蓋，續煮 1 小時。

④把雞肉洗淨，用刀斬成小塊，待用。

⑤將菟絲子、肉蓯蓉、枸杞子洗淨，與雞肉齊放入煮鍋內，用牛、狗鞭共熬煮至酥爛，停火，稍冷，過濾。

⑥食用時，加入精鹽調好味飲用，也可不過濾，可食肉喝湯。

【功效】

暖腎壯陽，益精補髓。適用於虛損勞傷、腎氣虛衰、陽痿不舉、滑精、早泄等病症。

杞附炒肉丁

【原料】

瘦豬肉250克，熟附片25克，枸杞、鮮肉湯各20克，薑米 5 克，混合油300克，水豆粉10克，料酒、醬油各 8 克，精鹽 3 克，味精 1 克。

【製作方法】

①將熟附片清洗，放入沸水鍋燙至八成熟時，撈起，切成1公分見方的丁狀，待用。

②把豬肉洗淨，切成1公分見方的丁狀，放入洗淨的大碗內，加精鹽、料酒、醬油及水豆粉碼芡，醃製入味，待用。

③另取一個碗洗淨，將肉湯、醬酒、水豆粉齊放入碗內，兌成滋汁，待用。

④將炒鍋刷洗淨，置於旺火上，放入混合油，燒至六成熟時，下薑米炸一會兒，撈出薑米，到入豬肉丁，迅速翻炒勻，15分鐘後，再下洗淨的枸杞和附片丁繼續炒勻，待豬肉熟透後，烹入滋汁炒勻，起鍋盛入盤內，即可食用。

【功效】

壯陽補腎，散寒開胃。適用於腎虛腰痛，陽痿遺精，精神不振，食慾減退，以及男女性功能減退等病症。

茸桂百補膏

【原料】

鹿茸３克，肉桂、萸肉、冬朮、茯神、牛膝各45克，熟地75克，枸杞50克，菟絲子、杜仲、當歸、巴戟天、蓯蓉各30克，甘草、人參各15克，蜂蜜300克。

【製作方法】

①先將人參與鹿茸另置和其他藥材分別用清水洗淨，再用清水泡發，入鍋煎煮１小時後，取濃汁，再加水續煎，如此反覆多次，煎至藥材無味爲度。

②把兩種全部汁合併，入鍋繼續加熱濃縮，至較稠厚時，加入蜂蜜，熬煉至滴水成珠爲度，入瓶，備用。

③服法，每次服９克，每日２次，開水化服。

【功效】

培元壯陽，添精補髓，養心健中、對於下元虛憊，腎陽不充，肝血不足，心脾兩虛而見腰膝酸軟，陽痿早泄，神困體倦，筋骨不舒，健忘失眠，羸弱諸虛等症，均有較好的療效。

枸附白糖炒肉絲

【原料】

枸杞30克，瘦豬肉200克，炮附片15克，料酒、醬油、水豆粉各10克，白糖8克，味精 2 克，化豬油50克，菜油20克。

【製作方法】

①將炮附片切成細絲，放入沸水鍋裡燙透，撈出，過冷水漂洗乾淨，待用。

②把枸杞除盡雜質，清水沖洗淨，瀝乾水，待用。

③將瘦豬肉洗淨，切成絲，放入碗內，加入水豆粉 8 克、醬油10克，碼芡醃製，待用。

④把炒鍋刷洗淨，置於旺火上，下豬油、菜油燒熱，倒入肉絲炒散炒匀，隨後加入附片絲同炒，再加入料酒、白糖、枸杞等合炒匀，點入少許清水，旺火燒開，點入味精調味，炒匀，即出鍋裝盤，上桌供食用。

【功效】

溫脾補腎，保肝明目。適用脾腎陽虛的陽痿、腰痛、四肢冷麻木不仁，以及性機能衰退和患者食用，也適用於胃冷痛等症。

膃肭臍酒

【原料】

膃肭臍60克，白酒500毫升。

【製作方法】

①將酒壇反覆刷洗乾淨，晾乾水分，待用。

②把膃肭臍搗爛，用細紗布袋盛，紮緊口，放入酒壇內，倒入白酒，加蓋密封，每天搖動 2 ～ 3 次，7 天後即可飲用。

③服法，每日早晚各1次，每次飲服10毫升。

【功效】

溫補下元，暖腎壯陽，益精髓。適用於腎陽衰弱，精氣欠虧而引起的腰脊冷痛，小腹不溫，畏寒怕冷，陽痿，小便頻多，小腹有痞塊及女子宮冷不孕等症。

【注意】

陰虛火旺、性慾亢進、骨蒸勞嗽者勿用。脾胃挾有寒濕者禁忌。

斑龍膏

【原料】

鹿角膠、柏仁、鹿角霜、菟絲子、熟地各150克，補骨脂、茯苓各100克，蜂蜜450克。

【製作方法】

①將鹿角膠洗淨，放入碗內，加溫水泡化，待用。

②把上述各味中藥材洗淨，加水適量，浸泡至發後，倒入砂鍋內，置於火上煎煮，視水量蒸發減少，不斷續水，每隔 1 小時取濃汁 1 次，共取 4 次後濾渣合併煎汁。

③將藥汁再倒入鍋內，煎熬濃縮，至較稠厚狀時，迅速加入蜂蜜及事先烊化的鹿角膠，再續熬至滴水化珠膏成，離火冷卻，裝入瓶內，待用。

④服法，每次服 1 ～ 2 湯匙，每日 3 次，空腹溫開水沖

化服用。

【功效】

溫補肝腎。適用於肝腎精血不足，陽虛不溫的身冷畏寒，腰脊冷痛，眩暈腦鳴，陽痿早泄，精寒不孕等症。

【注意】

陰虛有熱者忌用本膏。

龍馬童子雞飲

【原料】

蝦仁15克，海馬10克，料酒 5 克，子公雞 1 隻，生薑 5 片，精鹽、味精各適量。

【製作方法】

①將子公雞宰殺，用沸開水燙透雞毛，去毛和內臟，清水洗淨，裝入砂鍋內，加清水適量，待用。

②將海馬、蝦仁用溫水洗淨，再浸泡10～15分鐘，分放在雞肉上，加入薑片、料酒，鍋加蓋，置於旺火燒沸，打去浮沫，以文火熬燉 1 ～ 2 小時，食用時，加入味精，精鹽調味，即可吃肉喝湯。

【功效】

溫腎壯陽，益氣補精。適用於陽痿早泄、小便頻數、崩漏帶下等症。

桂漿粥

【原料】

肉桂25克，粳米100克，紅糖適量。

【製作方法】

①將肉桂洗淨，放入砂鍋內，加清水適量，以文火煎取濃汁，去渣，待用。

②把粳米淘洗淨，直接倒入煮鍋內，加入肉桂濃汁，兌少許清水，置於火上煮粥，沸後調入紅糖，同煮爲粥即成。

③服法，早、晚溫熱服食，3～5天爲1療程。

【功效】

補腎陽，暖脾胃，散寒止痛。適用於腎陽不足所致畏寒怕冷，陽痿，小便清長，腰膝冷痛，脈微弱無力，及脾陽虧虛所致脘腹冷痛，食少嘔吐，大便溏稀，風寒濕痹，婦人宮寒不育、痛經等病症。

附片炒腰花

【原料】

豬腰子5個，炮附片20克，醬油、蒜片各3克，化豬油100克，生薑6片，泡辣椒6克，胡椒粉、白糖、味精、料酒各1克，精鹽2克，鮮湯15克，水豆粉5克。

【製作方法】

①將炮附片用溫水泡至發漲，放入沸水鍋內燙至八成熟，撈出，過下冷水，反覆清洗淨，待用。

②把泡辣椒洗淨，切成馬耳朵形狀，待用。

③將醬油、白糖、胡椒麵、味精、水豆粉、精鹽各少許，加鮮湯15克，兌成滋汁，待用。

④把豬腰子撕去油皮，剖成兩半，去淨腰臊，清水洗淨，斜起劃數刀後，再按「三刀三葉」切成鳳尾條，放入洗淨的碗內，加入精鹽、料酒、水發豆粉碼好，醃製入味，待

用。

⑤將炒鍋刷洗淨，置於旺火，放入化豬油燒起，下腰花迅速炒散炒勻，5分鐘後再下炮附片、薑片、蒜片、泡辣椒，及時翻炒，烹入滋汁，簸轉起鍋，裝進盤裡，上桌供食用。

【功效】

溫補腎陽。適用於腎陽虛所致的陽痿，功能性腰痛，精神不振的患者。

延壽獲嗣酒

【原料】

生地黃360克，覆盆子、山藥、芡實、茯神、柏子仁、沙苑子、山茱萸、肉蓯蓉、麥冬、牛膝各120克，鹿茸1對，桂圓肉、核桃肉各250克，益智仁60克，米酒40升。

【製作方法】

①將酒壇反覆用水洗淨，擦乾水分，待用。

②把上述各味中藥材分別洗淨，將生地黃與益智仁入鍋加水適量，蒸30～45分鐘，去除益智仁。

③將生地黃混和上述中藥材齊放入酒壇內，加入米酒40升，密封紮緊口，隔水加熱3小時，再埋入土中繼續浸泡7天取出即成。

④服法，每天晚上飲服20～30毫升。

【功效】

溫陽益精，固腎收斂，養心安神。適用於腎虛損，陽衰精虧所致的鬚髮早白、耳目失聰、遺精陽痿、不孕、習慣性流產等症。

【注意】

陰虛火旺者及孕婦禁用。

熟附片燒狗肉

【原料】

帶骨頭的狗肉2000克，熟附片30克，生薑80片，混合油200克，花椒１克，料酒10克，精鹽３克，醬油、味精各２克。

【製作方法】

①將熟附片洗淨，放入沸水鍋內燙10分鐘，撈出，再洗淨，待用。

②把燉鍋刷洗淨，加水適量，置於旺火上，燒開，加入生薑40片、熟附片，燉鍋加蓋，用文火燉80～100分鐘，待用。

③將帶骨頭的狗肉洗淨，用刀斬成小塊，待用。

④把炒鍋刷洗淨，置於旺火上，放入混合油燒熱，下生薑40片，花椒入鍋炸一下，再倒入狗肉入鍋煸炒，烹入料酒、精鹽、醬油翻炒勻，15分鐘後，起鍋轉入燉鍋內，以文火熬煮３～４小時，以狗肉爛軟爲度，點入味精，調好口味，離火即成。

【功效】

壯陽補腎，袪寒縮尿。適用於腎虛症的陽痿、畏寒、四肢水冷及夜間便多而清長者。同時，對於虛寒的慢性支氣管炎及慢性腎炎也有較好的輔助療效。

右歸膏

【原料】

熟地120克，山藥65克，枸杞70克，杜仲、鹿角膠、菟絲子各60克，萸肉、當歸各45克，附片、肉桂各30克，蜂蜜450克。

【製作方法】

①將鹿角膠洗一洗，放入砂鍋內，加水適量，置於文火上烊化，待用。

②把上述各味中藥材清洗乾淨後，加水適量浸泡1小時，再置於旺火上燒開，以文火煎煮，每隔1小時左右濾取煎汁一次，加水再煎，共取煎汁3次，再將其煎汁合併，繼續熬煉至稠厚狀時，加入烊化好的鹿角膠，再熬煮片刻，加入蜂蜜，熬煉至滴水成珠爲度，離火，待冷後，裝入瓶內。

③服法，每服1～2湯匙，每日早晚各服1次，溫開水調服。

【功效】

溫腎壯陽，養血塡精。適用於腎陽不足，年邁體衰，或未老先衰，腰膝酸軟，畏寒肢冷，大便溏薄，小便頻頻而清，神疲氣少，飲食不振，陽痿早泄，遺精滑精，宮寒不孕等症。

杜味羊腰湯

【原料】

杜仲12克，五味子6克，羊腰子1對，料酒5克，精

鹽、味精各適量。

【製作方法】

①先將羊腰子洗一洗，用刀切開兩片，去除筋膜，清水洗淨，再切成數小塊，放入碗內，加入料酒、味精、精鹽醃製入味，待用。

②把杜仲、五味子洗淨，放入砂鍋內，加清水適量，置於火上煮，取濃汁，去渣，待用。

③將藥汁倒入洗淨的燉盅內，加入羊腰子，燉盅加蓋，隔水燉 1 ～ 2 小時，便可食用。

【功效】

壯腎陽，強腰膝。凡腎虛腰痛者皆宜食。

鹿沖酒

【原料】

鹿沖20克，白酒500毫升。

【製作方法】

①將瓦壇清洗淨，瀝乾水分，待用。

②把鹿沖洗一洗，切成薄片，裝入乾淨的瓦壇內倒入白酒，浸泡 1 ～ 2 小時。

③再將瓦壇置於文火上煮，魚眼沸時取下，待冷後加蓋密封，置於陰涼處。

④注意，每日必須搖 3 ～ 4 次，7 天後藥酒即成，可供飲用。

⑤服法，每日早、晚各服 1 次，每次溫服10毫升。

【功效】

補腎，益精，壯陽。適用於腎陽虛所致的腰膝酸痛，四

肢無力，畏寒怕冷，耳鳴，男子陽痿，女子宮冷等症。

【注意】

陰虛火旺者禁用。

薑附狗肉飲

【原料】

熟附片30克，生薑30片，狗肉2000克，料酒10克，精鹽3克，味精2克。

【製作方法】

①將狗肉洗淨，切成小塊，放入大碗內，加入料酒 ' 精鹽醃製入味，待用。

②把熟附片用溫開水燙10～15分鐘，過冷水洗淨，放入鋁鍋內，加清水適量，置於火熬煎2小時，加入狗肉、生薑片，調整水量，旺火煮沸，以文火燉2～3小時，點入味精調味，即可吃肉喝湯。

【功效】

溫腎散寒，壯陽益精。適用於陽痿、夜多小便、畏寒、四肢冷寒等陽虛病症，有一定療效。

延壽翁頭春

【原料】

①天冬、補骨脂、肉蓯蓉、牛膝、杜仲、川椒各30克，甘草25克，製附子15克。

②淫羊藿、紅花各500克，白芍30克，生地黃、熟地黃各60克，蒼朮、茯苓、五加皮，地骨皮、當歸各120克，菊

花45克。

③宿砂仁、白豆蔻、丁香各15克。

④糯米20千克，麴末２千克，米酒20升。

【製作方法】

①將二個酒壇反覆刷洗乾淨，擦乾水分，待用。

②把第一組全部中藥材洗淨，瀝乾水分，共研成細末。取糯米20千克淘洗淨，用水浸泡24小時，復用水淘洗１次，上鍋蒸爲糜，取出晾涼，用細麴末２千克與糯米糜及藥末混合拌匀，待用。

③將第二組全部中藥材洗一洗，瀝乾，用刀切碎，裝入藥袋裡，置於洗淨的酒壇內，再放入已拌好的藥麴糯米糜壓住藥袋，拍實，加入米酒20升，封口紮緊，至少也要浸泡７天，但以10天爲佳，開封，濾出上清液，裝入另一個酒壇中。

④把第三組全部藥材洗淨，控乾，共研成細末，加入酒壇置於文火上煮90～120分鐘，取下晾涼，埋入土中３～６天，即可飲用。

⑤服法，每日２次，每次飲用服20～30毫升。

【功效】

溫腎壯陽，滋養陰血，理氣健脾，強壯筋骨。適用於腎陽虛損，氣血不足所致的陽痿遺精、精液清冷、不孕、月經不調、帶下清稀、腰膝冷痛、酸軟無力、精神不振、食少腹脹、胃脘冷痛等病症。

【注意】

①陰虛有熱，素體陽盛者忌服。

②飲服此酒後，可能有渾身烘熱，臍部發癢等現象。

③方中附子有毒，應用熟附子，並嚴格控制藥物用量及

飲服量,確保安全。

杞葉羊腎粥

【原料】

枸杞葉250克,羊腎1只,羊肉100克,料酒10克,粳米150克,精鹽、味精各適量。

【製作方法】

①將新鮮羊腎洗一下,剖開去內膜,清洗淨,切成極薄片,放入碗內,加入料酒、精鹽醃製入味,待用。

②把羊肉洗淨,用刀斬成小塊,待用。

③將枸杞葉去雜洗淨,放入砂鍋內,加水適量,置於文火上,1小時後取濃汁,去渣,待用。

④把粳米淘洗淨,放入煮鍋內,倒入杞葉濃汁,放入羊肉,調整水量,置於旺火上煮粥,待粥六成熟時,加放羊腎續煮至粥熟透後,點入味精調味,稍煮即可。此粥冬季食用為好。

【功效】

益腎陰,補腎氣,壯元陽。適用於大病久病之後或年高腎虛勞損、陽氣衰敗所致腰脊疼痛,腿腳痿弱,陽痿,尿頻,遺尿,頭暈耳鳴等症。

犢髓全陽膏

【原料】

小牛犢兒1隻,黃芪500克,良薑、官桂、陳皮、甘草、川椒各200克,精鹽50克,米酒15升。

【製作方法】

①將小牛犢兒殺死，去淨毛及內臟等一切雜物，清水洗淨，用刀斬成小塊，待用。

②把上述各味中藥材洗淨，放入鍋內，添水至八分滿，旺火煮沸，倒入犢肉及米酒，以文火熬煮，待肉爛如泥，取骨髓盡化，濾去肉、骨、藥，但存稠汁，加入精鹽稍煮片刻，離火，待冷入瓮內收貯，取汁任意調和食用，至盡。

【功效】

補陽益精。適用於老年、病後及先天不足，命門火衰，下元虧損之畏寒肢冷，面色㿠白，目眩耳鳴，腰膝酸軟，夜尿頻多等症。

附燒鹿筋

【原料】

製白附片20克，乾鹿筋，熟火腿各200克，生薑60片，胡椒麵1克，味精2克，白糖、雞油各20克，肉湯500克，精鹽3克，醬油、水豆粉各10克，化豬油300克。

【製作方法】

①將乾鹿筋用溫水浸泡1～2小時，換冷水洗淨，瀝乾水分，待用。

②把炒鍋洗淨，置於旺火燒熱，下豬油250克，待油七成熱時，將鹿筋入油鍋炸30分鐘，等鹿筋起泡後，撈出，清水洗淨油質，用清水煮開離火，晾涼，如此反覆2～3次，待鹿筋柔軟，用刀切成4.5公分長的小節，待用。

③將火腿切成厚條狀，置於盤中，待用。

④把味精、醬油、白糖、精鹽、水豆粉齊放入碗內，勾

成滋汁，待用。

⑤將製白附片用溫水浸泡 1 ～ 2 小時，放入沸水鍋內燙透心，用冷水泡20～25分鐘，清水洗淨，瀝乾水，待用。

⑥把炒鍋刷洗淨，置於旺火上燒熱，下豬油、雞油熱化後，放入生薑片、精鹽煸炒，倒入肉湯、料酒、鹿筋、白附片，旺火燒沸後，加入火腿，以文火熬煮120～140分鐘，見鹿筋稀爛時，再用武火燒開，倒入滋汁收汁，上桌時淋上明油，即可供食用。

【功效】

補陽壯腰，強筋健骨。適於腎虛陽衰的腰痛酸軟，勞損，腳轉筋及風濕性關節炎疼痛，畏寒等症。

蓽撥青果羊腎飲

【原料】

肉蓯蓉50克，白羊腎2對，羊脂200克，蓽撥、胡椒、青果各10克，生薑12片，陳皮、料酒、精鹽各 5 克，味精 3 克。

【製作方法】

①將羊腎剖洗乾淨，去內膜，切方塊，待用。

②把羊脂洗一洗，切成小塊，待用。

③將肉蓯蓉、陳皮、青果、蓽撥、胡椒分別洗淨，裝入紗布袋內，紮住口，放入鍋內，加水適量，置於武火上燒開，以文火熬煮 1 小時後，加放羊腎、羊脂，繼續燉熬 2 小時，待羊腎熟爛時，放入生薑片、精鹽，稍煮 5 分鐘，點入味精，停火，喝湯食羊腎。

【功效】

壯陽，暖脾胃。適用於腎虛陽道衰敗（陽痿）、腰膝無力、脾虛食少、胃寒腹痛等症。

助陽益壽酒

【原料】

黨參25克，熟地黃20克，枸杞子30克，遠志10克，沉香6克，沙苑子、淫羊藿、公丁香各15克，荔枝肉60克，白酒2升。

【製作方法】

①將酒壇刷洗淨，擦乾水分，待用。

②把上述各味中藥材洗淨，瀝乾水，用刀切碎，裝入乾淨的細布袋裡，紮緊袋口，放入酒壇內，倒入白酒2升，密封，置於陰涼乾燥處浸泡３天。

③第4天，打開酒壇封口，置於文火上煮沸30分鐘，離火，待稍冷後，加蓋放入涼水中去火毒，再次密封浸泡，30天後即可開封，去掉藥袋，濾清，備用。

④服法，每日２次，早晚空腹各溫飲10～20毫升。

【功效】

補腎壯陽，滋陰養肝，健脾和胃，延年益壽，適用於肝腎虧虛，陽痿、遺精早泄、頭暈眼花、心悸、納呆、面色萎黃、腰膝酸軟、呃逆、泄瀉等症。

【注意】

①陰虛火旺者慎用；服用期間禁服鬱金。

②方中丁香原為母丁香，但因其功效較差，應用時，可改為公丁香。

生薑鹿角膠粥

【原料】

鹿角膠30克，粳米100克，生薑8片，精鹽少許。

【製作方法】

①將煮鍋刷洗淨，加水適量，置於火上，用旺火煮開，加入生薑片，續煮。

②把粳米淘洗淨，倒入剛燒開的沸水鍋內，再次煮沸後，加入鹿角膠，同煮為稀粥，點放精鹽調味，即可服食。此粥以冬季服用為宜。

【功效】

補腎壯陽，養血益精。適用於腎氣不足，虛勞羸瘦，男子陽痿、早泄、遺精、腰膝冷痛，婦女子宮虛冷、久婚不孕、崩漏、帶下等症。

鎖陽桑椹膏

【原料】

鎖陽1000克，桑椹1200克，白蜜300克。

【製作方法】

①將鎖陽、桑椹洗淨，放入砂鍋內，加水適量，置於火上煮，取濃汁2次，去渣，待用。

②把兩次濃汁合併，入砂鍋內，以文火熬至成膏狀，加入蜂蜜，微煉成膏，離火，晾涼，入瓷瓶貯收。

③服法，每日早、午、晚，各以熱湯送服10克。

【功效】

補腎陽，益精血，潤腸通便。適用於治療陽虛精虧，腰膝無力，遺精滑泄，尿頻遺尿，久婚不育不孕，老年人腸燥便秘等症。同時，健康人食之，可以使精神倍增，活力充沛。

雞肝粥

【原料】

雞肝90克，粳米100克，薑末 5 克，精鹽、味精、胡椒粉、麻油、料酒、醬油各適量。

【製作方法】

①將雞肝洗淨，切成丁狀，放入碗內，加入醬油、精鹽、料酒、胡椒粉、麻油、醃製入味，待用。

②把粳米淘洗乾淨，直接放入煮鍋內，加清水適量，置於旺火上燒開，以文火熬煮至粥將熟時，加入雞肝和薑末，續煮15分鐘，點入味精調味，熟後即可食用。

【功效】

補肝腎，壯陽，明目。用於男子陽痿、老人肝虛目昏，夜盲等病症。

石燕酒

【原料】

石燕 6 隻，高粱酒1000毫升，精鹽、料酒、薑末各適量。

【製作方法】

①將石燕宰殺，沸水燙後去淨毛，剖開除內臟，清水洗

淨,瀝乾水分,待用。

②把炒鍋洗淨,置於火上燒熱,下薑末炒香,放入石燕迅速翻炒,加精鹽、料酒入鍋共炒,直至石燕熟透,離火,晾涼,待用。

③將酒罈洗淨,瀝乾水分,倒入石燕肉,加放高粱酒1000毫升,加蓋密封,置陰涼處,5天後,即可飲用。

④服法,每晚臨睡前溫飲20毫升。

【功效】

添精補髓,壯陽益氣。對於性功能減退等病症,常飲確極好的療效。

三鮮附片燒鹿掌

【原料】

鹿掌4對,豬排骨、淨母雞肉各500克,熟肘子400克,熟附片、冰糖各20克,生薑70片,肉湯4500克,味精2克,化豬油200克,蘑菇片50克,料酒10克、精鹽4克,醬油1克,水豆粉15克,雞油5克。

【製作方法】

①將鹿掌用沸開水浸泡30分鐘,去淨殘毛,刮洗乾淨,待用。

②把雞肉、豬排骨分別洗淨與肘子一起,用刀斬成小塊,放入碗內,加入生薑片、料酒、精鹽、醬油拌勻,醃製入味,待用。

③將炒鍋刷洗淨,置於旺火上,放豬油入鍋,用旺火燒至六成熱時,把生薑切成碎末,入鍋炒香,加入肉湯和上述醃製的肉及洗淨的熟附片,煮沸,去淨浮沫,放入冰糖,稍

煮片刻，離火，待用。

④把大燉盅洗淨，鹿掌入燉盅，再將上鍋的肉和湯倒入盅內，盅加蓋，置於火上，隔水燉 2～3 小時，應保持用文火燉。

⑤再將炒鍋洗淨，重置旺火上，下豬油50克入鍋，燒至七成熱時，放入已洗淨的蘑菇炒一下，將燉盅內的鹿掌倒入炒鍋裡，煨燒 5 分鐘，盛入盤中，再用水豆粉勾薄芡，加入味精、雞油推勻裝入盤內即成。

【功效】

溫補壯陽，追風除濕。適合虛寒型的風濕性關節炎，四肢無力陽痿，腰酸痛及全身虛弱的患者食用。

紅糖附子粥

【原料】

製附子5克，乾薑片 8 克，粳米100克，紅糖適量。

【製作方法】

①將附子、乾薑洗淨，瀝乾水，用刀切成碎末，待用。

②把粳米淘洗乾淨，直接放入煮鍋內，加水適量，置於火上煮粥，待煮沸後，加入藥末及乾薑末，稍煮片刻，再加入紅糖拌勻，同煮為稀粥。

③服法，每日 2 次分服，服用 2～5 天為 1 療程。

【功效】

溫中壯陽，散寒止痛。適用於腎陽虧虛、命門火衰所致性機能衰退，陽痿尿頻，早泄，形寒肢冷，腰腹冷痛，大便溏，五更瀉。或大汗大吐大瀉引去起的的亡陽之重症。

熙春酒

【原料】

枸杞子125克，桂圓肉130克，女貞子、生地黃、淫羊藿各120克，綠豆150克，豬油550克，燒酒25升。

【製作方法】

①將酒壇刷洗淨，擦乾水分，待用。

②把女貞子洗淨，入鍋蒸9次，再曬9次，待用。

③將淫羊藿去邊毛與綠豆、生地黃分別洗淨，曬乾，待用。

④把上述全部中藥材裝入絹袋內，紮緊袋口，放入酒壇內，加燒酒，每天搖動1～2次，密封浸泡30～45天，即成。

⑤服法，每日2次，每次飲服10～20毫升。

【功效】

健步駐顏，溫腎補肺，壯陽養陰。用於精虧陽虛，腰酸腿軟，精神不振，早衰，毛枯發落早白，視物不清，遺精早泄，老年久嗽等病症。

【注意】

高脂血症、膽固醇高者或不吃豬油者，可不用豬油，改用柿餅500克。

補骨脂胡桃膏

【原料】

補骨脂、蜂蜜各300克，胡桃肉600克，米酒少許。

【製作方法】

①將胡桃肉洗淨，搗爛爲泥狀，待用。

②把補骨脂洗淨，搗碎，用米酒拌勻，入鍋蒸熟，曬乾，再次研成末，待用。

③將蜂蜜熔化至沸，加入胡桃泥、補骨脂末，和勻，收貯瓶內。

④服法，每次10克，每日2次，用開水調服。

【功效】

溫腎陽，定喘嗽。適用於治腎虛憊，腎失攝精納氣之陽痿，滑精、早泄、尿頻、腰膝冷痛、久咳虛喘等症。

紅燒附片鹿肉

【原料】

鹿肉500克，白附片25克，山藥20克，精鹽5克，醬油、料酒、白糖、薑米、水豆粉各10克，茶油200克，雞湯1000克，花椒10粒。

【製作方法】

①將鹿肉洗淨，切成片，瀝乾水，待用。

②把白附片放入沸水鍋內燙20分鐘，用冷水漂40分鐘，洗淨、瀝乾水，待用。

③將炒鍋刷洗淨，置於旺火上，放入茶油100克，燒熱後，下鹿肉入鍋炸，炸至呈火紅色時，迅速撈出，待用。

④再把炒鍋刷洗，重置旺火上燒熱後，放入茶油，下薑米炸香，隨後倒入醬油、花椒、精鹽、料酒、白糖和雞湯，煮開，再下鹿肉、附片、山藥拌炒勻，以文火煨燉至鹿肉熟爛，調整火量，用旺火燒開，勾茨收汁，點入味精調味，即

可盛入盤內，上桌供食用。

【功效】

溫臟袪寒，壯陽補腎。適用於腎陽虛衰所致的腰膝酸軟，陽痿早泄，畏寒，下肢冷等症。

【注意】

忌感冒發熱患者服用。

荔枝粥

【原料】

鮮荔枝肉10枚，西米、白糖各60克，桂花鹵6克。

【製作方法】

①將西米用水浸透，洗淨，待用。

②把煮鍋刷洗淨，放入去核的荔枝肉、西米，加清水適量，置於火上，煮成粥糊，加入白糖調勻，撒上桂花鹵即成。

③服法，每日早晚服食。7～10天爲1療程，間隔服食。

【功效】

溫陽益氣，補腎健脾。適用於腎陽不足，小便頻數，遺尿，老年五更瀉，脾虛納差，大便溏薄，貧血等病症。

【注意】

本粥性溫，陰虛火旺、內熱口乾、手足心熱、牙齦腫痛、鼻衄等症不宜服食。

百花如意酣春酒

【原料】

　　沉香、玫瑰花、薔薇花、梅花、桃花、韭菜花各30克，核桃肉250克，紹酒3.5升，米酒3.5升。

【製作方法】

　　①將沉香、核桃肉分別洗淨，切成碎末，待用。

　　②把上述5種花分別去雜，清洗乾淨，瀝乾水，待用。

　　③將酒壇洗淨，擦乾水分，將以上全部原料裝入細紗布袋，紮口懸於酒壇中，加米酒、燒酒，密封浸泡30天後即成。

　　④服法，每日1～2次，隨量飲服，久服效佳。

【功效】

　　益腎固精，強陽起痿。適用於腎陽不足，陽痿不舉或舉而不堅，男女不育不孕，小便淋瀝不盡等症。

白龍牡蠣粥

【原料】

　　桂枝、白芍、熟附片、炙甘草各6克，生薑末2克，大棗8克，龍骨15克，牡蠣30克，粳米120克。

【製作方法】

　　①將上述8味中藥材分別洗淨，入砂鍋，加水適量，以文火熬煎1～2小時，取濃汁，待用。

　　②把粳米淘洗淨，直接放入洗淨的煮鍋內，加入濃藥汁，兌少許水，置於火上，煮至粥成，即可食用。

【功效】

溫陽攝陰、固精。適用於男子遺精、早泄、腰酸腿軟無力、面色蒼白無華、失眠、乏力、納差等症。

薑附燒狗肉

【原料】

熟附片30克，狗肉1000克，生薑末150克，菜油50克，料酒10克，精鹽3克，醬油2克。

【製作方法】

①將狗肉去淨殘毛，清洗乾淨，切成小塊，放入碗內，加料酒、精鹽、醬油、生薑末醃製入味，待用。

②把煮鍋洗淨，加水適量，放入熟附片煎熬90分鐘，再將狗肉、生薑末放入，調整一下水量，以文火燉煮，直至狗肉熟爛爲度。

【功效】

補腎溫陽，縮尿。適用於陽痿，夜間小便多，畏寒及四肢冰冷等陽虛症。同時，對於身體虛寒的慢性支氣管炎及慢性腎炎有一定療效。

板栗酒

【原料】

板栗600克，白酒1800毫升。

【製作方法】

①將酒壇洗淨，瀝乾水分，待用。

②把板栗逐個洗淨，用刀每個切口，放入酒壇內，加白

酒浸泡，7～10天後即可飲用。

　　③服法，每次性交前飲服10～30毫升。

　　【功效】

　　滋補心脾，補腎壯陽。適用於男子陽痿，遺精早泄，精神不振等病症。

蝦蓉羊肉羹

　　【原料】

　　鮮蝦、熟雞油、肉蓯蓉各15克，鮮羊肉100克，紹酒18克，味精 2 克，薑汁、精鹽各 3 克，濕澱粉 8 克，米酒10克，鮮肉湯700克。

　　【製作方法】

　　①將肉蓯蓉洗淨，刮去鱗，用米酒10克洗淨，烘乾，研成粉末，待用。

　　②把羊肉去淨殘毛，清水洗淨。砍成細粒，放入碗內，待用。

　　③將鮮蝦逐個洗淨，去殼，放入盤中，待用。

　　④把炒鍋洗淨，置於旺火上，下油燒至七成熱，倒入薑汁炒香，再放羊肉入鍋翻炒，摻鮮肉湯700克，將肉蓯蓉、蝦燒開，倒入紹酒，再煮幾沸，加味精、精鹽、濕澱粉推轉起鍋，裝盤上桌，可供食用。

　　⑤服法，一日一劑，或兩天一次，15天為一療程。

　　【功效】

　　溫中補虛，補腎壯陽。適用於腎陽虛、腰冷痛、陽痿、遺精等症。

鎖陽粥

【原料】

鎖陽30克，粳米100克，精鹽少許。

【製作方法】

①將鎖陽洗淨，砍碎，放入砂鍋內，加清水適量，置於火上，煮2小時，去渣取汁，待用。

②把粳米淘洗淨，直接收入煮鍋內，倒入鎖陽藥汁，兌水少許，置於火上，共煮成粥，食時用鹽調味。

【功效】

補腎，壯陽。益精，養血強筋，潤腸通便。適用於腎虛陽痿、遺精、早泄及老年人氣弱陰虛、大便燥結等症。

公雞燉附片

【原料】

公雞1隻，重量1000克，熟附片30克，生薑35片，精鹽5克，料酒10克，化豬油15克。

【製作方法】

①將公雞宰殺，用沸開水燙公雞全身，去淨毛和內臟，清水洗淨，砍成小塊，待用。

②把燉鍋洗淨，置於旺火上，加水適量，燒開後放入雞肉、熟附片、料酒、精鹽、生薑片和化豬油，鍋加蓋，以文火燉4小時，離火，裝碗，即可供食用。

【功效】

補腎壯陽，適用於男子腎虛陽痿，舉而不堅，遺精早

泄,小便頻數;女子崩漏帶下,面色蒼白及病後體弱者食用。

益精附片粥

【原料】

淫羊藿、鎖陽、巴戟、山茱萸、熟附片、肉蓯蓉、韭菜子各10克,熟地、枸杞各15克,黃芪20克,當歸、車前子各6克,甘草4克,粳米150克。

【製作方法】

①將上述13味中藥材清洗淨,入砂鍋,加清水適量,置於火上,熬煮3小時,去渣取濃汁,待用。

②把粳米淘洗淨,直接倒入煮鍋內,加藥濃汁,共煮粥成,即可食用。

③服法、每日2次,溫熱飲用。

【功效】

補肝腎,增精助陽。適用於肝腎不足、寒濕偏盛、性慾低下、精液量少而清稀、精液自流、男子不育等症。

神仙固本酒

【原料】

牛膝240克,製何首烏180克,枸杞子120克、天冬、麥冬、生地黃、熟地黃、當歸、人參各60克,肉桂30克,糯米80克,白酒麴2升。

【製作方法】

①將上述各種中藥材洗淨,瀝乾水,研成粗末,待用。

②把糯米用水浸泡，洗淨，入鍋蒸熟，待冷至30℃左右，待用。

③將酒麴打碎，與藥末混合在一起，待用。

④將酒壇洗淨，擦乾水分，將糯米飯拌入藥麴末，充分和勻，盛於酒壇，密封發酵 7～14天後濾渣，再將藥酒隔水加熱至75～80℃，冷卻後裝瓶，備用。

⑤服法，每日 2 次，每次飲服10～30毫升。

【功效】

溫腎壯陽，補養精血，烏鬚黑髮，益壽延年。適用於肝腎虧虛，氣陰不足所致的面色不華、倦怠懶言、毛髮枯落早白、腰膝酸冷、耳鳴目暗等病症。

膃肭臍粥

【原料】

膃肭臍（海狗腎）15克，粳米90克，薑末 6 克，黃酒10克，精鹽 3 克。

【製作方法】

①把海狗腎用溫水浸泡25小時，從尿道處一剖兩瓣，除去尿道內筋膜，清水反覆洗淨，切成2公分長的節，待用。

②將粳米淘洗乾淨，待用。

③把煮鍋洗淨，海狗腎放入鍋內，加清水適量，用武火燒沸後，加薑末、黃酒、精鹽，改用文火煮 1 小時，加粳米同煮成粥。

④服法，每日兩次，作早、晚餐食用。

【功效】

溫腎助陽。適用於命門火衰而陽痿不舉，精冷無子等

症。

【注意】

陰精不足，虛火內熾禁服。

熟附片燉羊肉

【原料】

淨羊肉1000克，熟附片20克，當歸頭15克，黨參10克，鮮肉清湯500克，生薑末3克，大棗20克，精鹽5克，熟豬油200克，味精、胡椒各適量。

【製作方法】

①將羊肉揀淨殘毛，清洗乾淨，放入冷水鍋內，置於火上，煮沸後大約20分鐘，撈出，過冷水洗掉腥味，切成小塊，待用。

②把大棗逐枚去核，與當歸、黨參、附片一起用水洗淨，待用。

③將洗淨的炒鍋置於旺火上，放入熟豬油，燒至八成熱時，放入切好的羊肉煸炒，烹入料酒，繼續煸炒後離火，待用。

④把洗淨的砂鍋加熱水1500克，置於火上，放入煸炒過的羊肉、熟附片，鍋加蓋，以文火燉，大約有八成熟時，再加入鮮肉清湯、當歸、黨參、大棗、由旺火燉開，放入生薑末，改用文火燉至肉軟酥爛，點入精鹽、味精、胡椒麵調味，離火即成。

【功效】

補氣生血，溫裡壯陽。適用於氣血虛弱，腎陽虛，腰膝酸軟，以及陽痿等病症。

鹿角冬青粥

【原料】

製附片、桂枝、紅花、黨參各10克，甘草6克，丹參、毛冬青各20克，鹿角霜12克，粳米100克。

【製作方法】

①將上述中藥材洗淨，放入砂鍋內，加水適量，置於火上，熬煮2小時，去渣取濃汁，待用。

②把粳米淘洗乾，直接入煮鍋，加入藥汁，共煮成稀粥，即成。

③服法，每日2次，溫熱飲用。

【功效】

溫通心陽。適用於氣血兩虧，心陽不振的高血壓等病症。

鹿鞭膏

【原料】

鹿鞭1對，阿膠250克，冰糖120克，黃酒少許。

【製作方法】

①將鹿鞭清淨，用溫水浸泡1小時，用刀切成極薄片，曬乾，再將鹿鞭片放入炒熱的沙子中，炒至鬆泡，撈出，研成細末，待用。

②把阿膠用清水漂淨，瀝乾水，研成細末，放入洗淨的碗內，加入清水和黃酒各半杯後，浸泡半小時，待用。

③將煮鍋置於火上，加水適量，把盛有阿膠的碗入鍋隔

水蒸煮，等待開始溶化時，加入鹿鞭末及冰糖拌勻，熬透即成。

④服法，每次服10克，每日2次，白開水沖服。

【功效】

溫腎壯陽，益腎塡精。適用於腎不足所致的陽痿、耳鳴腰酸、婦女宮寒不孕，男子慢性睪丸炎等症。

狗脊蒸雙腎

【原料】

豬腎2個，羊腎2個，狗脊、枸杞尖各6克，紹酒5克，醬油3克，薑片7克，荷葉1張。

【製作方法】

①將豬、羊腎對剖開，剔去筋膜，用溫開水燙一下，過冷水洗淨，切成極薄片，放入洗淨的碗內，加紹酒、薑片、醬油拌，醃製入味，待用。

②把狗脊揀去殘毛，清水洗淨，切成片，待用。

③荷葉洗淨，取一角，放入雙腎片、狗脊及洗淨的枸杞尖包裹，放蒸籠內蒸熟，即成。

【功效】

溫腎陽，補腎肝，益精髓。適用於腎虛腰痛，俯仰不利，腰酸痛等症。

【注意】

忌與鹿角粥同服。

固本遐領酒

【原料】

陳皮25克，當歸、巴戟天、肉蓯蓉、杜仲、人參、沉香、茴香、補骨脂、熟地黃、石菖蒲、青鹽、木通、遠志、山茱萸、石斛、天冬、狗脊、兔絲子、牛膝、酸棗仁、覆盆子各30克，神麴、枸杞子各60克，川椒21克，白豆蔻、木香各9克，砂仁、木茴香、益智仁、乳香各15克，淫羊藿、煉蜜、鮮山藥汁各120克，大棗500克，生薑汁60克，糯米1000克，白酒35升。

【製作方法】

①將前述中藥材洗淨，瀝乾水分，共研成粗末，待用。

②把大棗逐枚去核，與糯米一同淘洗淨，入鍋蒸成粘飯，晾涼，待用。

③將棗米飯打散，加入薑汁、山藥汁、藥末和煉蜜，和勻，分成4～6大塊，分別裝入細紗布袋並紮緊袋口，待用。

④把酒壇洗淨，擦乾水分，將藥袋放壇內，加白酒35升，密封，每天搖動2～3次，浸泡20～25天即成。

⑤服法，每日2次，早晚各熱飲20～30毫升。

【功效】

溫腎助陽，強筋壯骨，補益脾氣，生精養血，理氣健胃，抗衰老，駐顏膚色。適用於腎陽不足，氣血虛弱而出現的衰老虛弱、腰膝酸痛、筋骨無力、食少膚滿、面色不華、精神不振、語聲怯微、小腹冷痛、四肢麻木不仁、陽痿、便溏、肌膚粗糙等症。

【注意】

①陰虛火旺者慎服。

②用酒量可以根據實際需要酌減。

海參膏

【原料】

海參、白糖各500克，珍珠層粉30克，煉蜜250克。

【製作方法】

①將海參用熱水浸透，剖洗乾淨，用刀砍碎。待用。

②把煮鍋洗淨，加清水適量，置於旺火上燒開，倒入海參碎末，以文火煮至溶化後，再加入煉蜜250克，白糖500克，稍煮片刻，但要拌勻，倒入珍珠層粉，熬勻，即成。

③服法，每次服1匙，每日3次。

【功效】

溫腎，補精、壯陽。適用於治療夢遺，小便頻數，腸燥便秘。也可以用來治肝炎、早期肝硬化等病症。

羊奶鹿膠飲

【原料】

鮮羊奶300克，鹿角膠5克，白蜂蜜10克。

【製作方法】

①將鮮羊奶倒入淨鍋內，置於火上煮沸，加入鹿角膠，以文火烊化，待鹿角膠與羊奶溶合一體時，離火，晾涼，等用。

②把涼後的奶角膠與蜂蜜調拌勻，即可食用。

③服法，每日1次，隨量食之。

【功效】

補肝腎，壯腎陽。適用於腎虛腰痛，腰酸，四肢倦怠，頭昏眼花，面白無華等症。

【注意】

凡陰虛陽亢、內熱病人忌食。

杞圓膏

【原料】

枸杞、桂圓肉、冰糖各300克。

【製作方法】

①將枸杞、桂圓肉洗淨，用溫水浸泡2小時，置於火上煎煮，每隔1小時取濃汁1次，加水再煎，煮至藥物無味爲度。

②把全部藥物濃汁合併，入鍋重新煮，先旺火後小火煎熬濃縮，至較稠粘時，加入事先溶好的冰糖，煎熬至滴水成珠爲度。離火，冷卻後裝入瓶內，備用。

③服法，每日2次，溫開水沖化服用。

【功效】

滋陰壯陽，養血安神，潤膚澤肌，益智駐顏。適用於陰陽不足，氣血虛衰，年老久病的神疲氣短，失眠健忘，頭暈目昏，腰膝酸軟，肌膚無華，鬚髮早白等症。

起石牛腎粥

【原料】

陽起石30克，牛腎1個，粳米90克，花生油、精鹽、薑

片、味精各適量。

【製作方法】

①將牛腎剖開，去臊腺膜，用清水洗淨，入沸水鍋燙一下用刀切成極薄片，放入盤內，待用。

②把陽起石洗淨，用三層紗布包裹，放入砂鍋內，加清水適量，置於火上，熬煮１小時，去渣取濃汁，待用。

③將粳米淘洗淨，放入煮鍋內，倒入藥汁，置於旺火上煮沸，加入牛腎共煮粥，待粥熟後，調入味精、精鹽、薑片，花生油，煮沸即成。

【功效】

補腎壯陽。適用於治療腎虛陽痿、腰痛膝冷等症，有食療作用。

蓰蓉附燉羊腎

【原料】

羊腎４個，熟附片、肉蓰蓉各20克，羊肉1000克，生薑末30克，料酒10克，味精３克、鹽精4克，胡椒麵、醬油各１克。

【製作方法】

①將熟附片、肉蓰蓉洗淨，放入沸水鍋內燙10分鐘，過冷水洗一下，撈出，裝入盤內待用。

②把羊腎去油膜，剖成兩半，片去腰臊，洗一洗，放平，切成腰花，入沸水鍋汆一下，撈起，過冷水洗淨，置於碗內，加料酒、醬油、精鹽、少許薑末，醃製入味，待用。

③將羊肉洗淨，切成小方塊狀，待用。

④把醃製入味和羊腎、羊肉、熟附片、肉蓰蓉、生薑一

同放入砂鍋內，加清水適量，置於旺火上煮開，去淨沫，以火煨燉３～４小時，加入胡椒麵、味精調味，即可食用。

【功效】

溫腎壯陽。適於腎虛腰痛，足膝痿軟，性機能衰退及老年人夜間小便多而清者食用。

金櫻桑螵粥

【原料】

金櫻子、桑螵蛸各12克，粳米100克，精鹽少許。

【製作方法】

①將金櫻子、桑螵蛸去淨灰渣，入砂鍋，加清水適量，煎１～２小時，去渣取濃汁，待用。

②把粳米淘洗淨，直接倒入煮鍋內，加藥汁，兌少許清水，置於旺火上燒沸，以文火熬煮成粥，食用時，點入精鹽調味，即成。

【功效】

補腎助陽，收斂固澀。適用於腎氣弱，收攝無權所致之遺精、滑泄、小便頻或小便失禁等症。

却老酒

【原料】

菊花、遠志、麥冬、枸杞子、白朮、石菖蒲、熟地黃各60克，茯苓70克，枸杞子65克，人參30克，肉桂25克，何首烏50克，米酒２升。

【製作方法】

①將酒壇刷洗淨，用淨布擦乾水分，待用。

②把上述全部中藥材洗淨，瀝乾水分，共研成粗末，放進酒壇，加米酒２升，密封，每天搖動２～３次，浸泡７天（春夏時節５天）即成，過濾去渣，將酒裝入瓶內，備用。

③服法，每日飯前溫飲10～30毫升。

【功效】

補養精血，溫陽益氣，烏鬚潤膚，却老延年。適用於精血虧虛，陽氣不足，身材衰弱，毛髮早白、易枯落，面色無華等症。

軟炸桃腰

【原料】

鮮豬腰300克，補骨脂粉20克，雞蛋清３個，核桃仁100克，精鹽２克，紹酒、薑末各15克，味精、胡椒麵、椒鹽各１克，醋25克，香油15克，乾豆粉50克，菜油500克。

【製作方法】

①將核桃仁洗淨，放入沸水浸泡後去皮，晾乾，入油鍋內炸至呈金黃色時，撈出，瀝油乾，裝盤，待用。

②把豬腰對剖，片去腰臊，清水洗淨，切成二節，片成整形極薄片，放入鍋內，加精鹽、味精、胡椒粉、紹酒、薑末拌勻，醃製入味，待用。

③將蛋清放入碗內，加乾豆粉調均勻，待用。

④把核桃仁茸與補骨脂粉拌勻，取腰片一片，放上核桃仁捲攏，隨即蘸裹蛋清豆粉，逐個捲完爲止。

⑤將炒鍋刷洗淨，置於中火上，上菜油起油鍋，逐個把核腰捲入鍋，炸成金黃色撈起，盛入盤內，撒上椒鹽，也可

配薑醋味碟蘸食。

【功效】

補腎壯陽，納氣平喘，強筋健骨。適用於肺腎不足，吸納無權之虛喘；下焦虛寒，腰膝酸軟，筋骨疼痛，陽痿早泄等病症。

瓊脂膏

【原料】

生地黃1000克，白蜜1000克，鹿角膠1000克，生薑汁60克。

【製作方法】

①將生地黃洗淨，入砂鍋內，加水適量，以慢火熬煮數沸，濾取淨汁，待用。

②把地黃汁入鍋續熬煎20沸，下鹿角膠，次下酥油、白蜜、薑汁，同熬至為飴狀，瓷器收貯，備用。

③服法，每日早、晚各服15克。

【功效】

滋補陰陽。適用於治血虛而皮膚枯燥及消瀉等病症。常服有保健益壽的特殊作用。

山藥附片燉牛鞭

【原料】

牛鞭150克，牛肉1000克，黨參15克，枸杞、熟附片、山藥、雞油各20克，醋、料酒、生薑末各10克，胡椒麵1克，精鹽、食醋各5克。

【製作方法】

①先將牛鞭洗一洗，入溫水發漲，去淨表面油膜，順著尿道方向對剖成兩半，清洗2遍，再用食醋、精鹽揉搓後，用清水反覆洗淨，切成小段，待用。

②把牛肉洗淨，切成極薄片，與牛鞭一同放入大碗內，加料酒、薑末拌勻，醃製入味，待用。

③將燉鍋洗淨，加清水適量，置於火上，燒開，倒入醃製的牛鞭和牛肉，再放入洗淨的黨參、熟附片，枸杞、山藥等，用旺火煮沸，打去浮沫，加入雞油，以文火燉 4 小時，點入味精、胡椒麵、精鹽調味，離火，即可供食用。

【功效】

溫腎補陽，強體壯骨。適用於腎虛陽衰所致的畏寒，手足不溫，腰膝無力，小便多而清長及性機能減退等病症。

九香蟲酒

【原料】

九香蟲40克，白酒400毫升。

【製作方法】

①將小酒壇刷洗淨，用布擦乾，待用。

②把九香蟲洗淨，曬乾，拍碎，裝細紗布袋裡，紮緊袋口，將藥袋懸入小壇內，倒入白酒，加蓋密封，置於陰涼乾燥處。

③每天搖動酒壇 2 ～ 3 次，7 天後開封，去掉藥袋，即可飲用。

④服法，每日早、晚各飲 1 次，每次服10～20毫升。

【功效】

補骨壯陽，理氣止疼。適用於腎虛所致的陽痿及胸膈氣滯等症。

【注意】

因九香蟲性溫熱，易耗血傷陰，故陰虛內熱者忌服。

羊蜜附片薑桂粥

【原料】

熟附片、乾薑末、肉蓯蓉各15克，肉桂、羊髓、五味、菟絲子各10克，大棗8枚，蜂蜜90克，粳米100克。

【製作方法】

①將羊髓洗淨，用刀切細，入盤，待用。

②把7味中藥材洗淨，入砂鍋內，加入適量，置於火上熬，取濃汁，去渣，待用。

③將粳米淘洗乾淨，直接入鍋，加入羊髓、藥汁，置於火上，煮至粥成時，再放入蜂蜜煮沸即成，早晚溫熱食用。

【功效】

補腎養氣，壯陽固精。適用於老年人腎陽不足的陽痿、遺精、小便清長，以及五勞七傷、下焦虛冷等症。

蛤蚧羊肺湯

【原料】

羊肺150克，蛤蚧7克，紹酒8克，薑末10克，花椒10粒，味精1克，精鹽2克。

【製作方法】

①先將羊肺放入水中反覆洗淨，置於沸水鍋煮30分鐘，

再用清水洗淨，切成片，待用。

②把蛤蚧眼去除（有毒不能使用），清洗乾淨，烘乾，研成粉末，待用。

③將淨鍋置於中火上，加水適量，放羊肺，燒開後，撇淨浮沫，加紹酒、花椒、生薑末、蛤蚧粉，燉至羊肺熟透，點入精鹽、味精調好口味，即可食用。

④服法，每日1劑，連服3～4天，再改爲2～3天1劑，進行調養爲宜。

【功效】

補肺腎，壯陽。適於肺腎陽虛者食之。

【注意】

火熱病人忌食。

附片蟲草燉黃雀

【原料】

黃雀20隻，冬蟲夏草10克，熟豬肘肉500克，熟附片20克，生薑絲8克，料酒10克，精鹽5克，味精5克。

【製作方法】

①將黃雀逐隻宰殺，用沸開水燙透，淨毛和內臟，清水洗淨，與肘肉一同切成小塊，放入碗內，加料酒、精鹽、少許生薑絲醃製入味，待用。

②用溫水泡冬蟲夏草10分鐘，清洗淨，待用。

③把砂鍋洗淨，將醃製的肘肉、黃雀肉、蟲草、生薑絲及事先洗淨的熟附片，加清水適量，置於旺火上煮沸，去掉浮沫，以文火燉至肉稀爛，點入味精調味，離火，即成。

【功效】

補陽填精。適用於中老年人陽氣衰敗，腎精虧損所致的陽痿，早泄，舉而不堅及男女性機能減退等病症。

仙茅酒

【原料】
仙茅60克，白酒500毫升。

【製作方法】
①把仙茅洗淨，用刀砍碎，待用。

②將小酒壇刷洗淨，用布擦乾，放入仙茅碎末，倒入白酒，加蓋密封，置於陰涼乾燥處。

③每日搖動數下，經 7 日後即可開封取飲。

④服法，每日早晚各 1 次，每次飲服15毫升。

【功效】
補腎陽，壯筋骨，除寒濕。適用於陽痿精冷，小便失禁，心腹冷痛，腰腳冷痹等症。

【注意】
陰虛火旺者忌服。

神仙粥

【原料】
山藥150克，雞頭實50克，粳米100克，韭菜籽末25克。

【製作方法】
①將山藥清洗乾淨，入鍋上籠蒸熟，取下，去淨外皮，切成丁塊，待用。

②把雞頭實洗淨，下鍋加水適量，置於火上煮熟，去外

殼，搗碎爲細米粒狀，待用。

③將粳米用清水淘洗淨，直接下煮鍋，加韭菜籽末、雞頭米，加清水適量，上火燒開，以文火熬煮，待米粒將爛時，及時加入山藥塊繼續熬煮成粥。

④食粥後，可飲 2～3 杯熱米酒，借酒之熱氣促使食物發揮作用。

【功效】

健脾止瀉，補腎壯陽，固精止帶。適用於脾虛久瀉，腎虛遺精，早泄，陽萎，尿頻，帶下，淋濁等症。

【注意】

此粥以前三味爲主，最後一味及米酒可用可不用，尤其是陰虛火旺或不會飲酒者，當禁用。

當歸附片燉母雞

【原料】

母雞1隻，重約1500克，熟附片、當歸身各30克，生薑絲15克，料酒10克，胡椒麵 1 克，精鹽 5 克。

【製作方法】

①將母雞宰殺，入沸水中燙透，去淨毛和內臟，用清水洗淨，待用。

②把熟附、當歸入溫水中浸泡，用清水洗淨，待用。

③將母雞砍成小塊，放入鍋內，加料酒、薑絲及清水適量，置於旺火上煮沸，打去淨沫，把熟附片、當歸等放入，以文火燉 3 小時，點入精鹽、胡椒麵調味，離火，即可食用。

【功效】

補腎溫陽，調經補血。適用於腎虛引起的頭昏、眼花、耳鳴及自汗，四肢無力的患者。對於婦女月經不調，宮冷，痛經等病症有治療作用。

十全大補酒

【原料】

肉桂20克，黃芪、人參、白朮、茯苓、白芍各80克，炙甘草、川芎各40克，當歸、熟地黃各120克，砂糖1500克，白酒16升，生薑絲50克，大棗150克。

【製作方法】

①將大棗去核，清水洗淨，入鍋煮熟，撈出，待用。

②把前10味中藥材洗淨，研成粗末，放入事先已洗淨的酒壇內，加白酒16升，密封浸泡10天，置於陰涼乾燥處。

③第11天開封，過濾取浸出液，加砂糖1500克，另加生薑絲50克，煮過的大棗150克，繼續密封浸泡5～7天後，再次過濾，裝入瓶中，備用。

④服法，每日2次，早晚各飲服10毫升。

【功效】

大補氣血，溫陽散寒，強壯筋骨。適用於脾腎氣弱，精血不足所致體瘦面黃、頭暈目眩、神疲乏力、潮熱自汗、心悸、食少、婦女崩漏、瘡瘍潰而不斂、膿水清稀等症。

羊肉草果蘿葡粥

【原料】

羊肉250克,蘿葡、粳米各100克,草果15克,陳皮、良薑末、蓽撥、料酒各10克,胡椒 1 克,精鹽 3 克,醬油 2克。

【製作方法】

①將羊肉清水洗淨,切成小塊,放入盆內,加精鹽、醬油各 2 克,料酒10克,醃製入味,待用。

②把蘿葡、草果、陳皮、良薑、蓽撥分別去雜,用清水洗淨,切成碎末入鍋內,加水適量,置於文火上熬煮 3 小時,過濾去渣,取濃汁,待用。

③將粳米用清水淘洗淨,直接放入煮鍋內,加入濃藥汁,置於火上,熬煮沸時,加入羊肉,煮至肉熟爛為度,點入精鹽 3 克調味,即可供食用。

【功效】

溫陽,補腎,壯腰。適用於腎氣不足,性功能減弱,腰痛腰酸,下肢軟弱無力。

參附燉肥雞

【原料】

肥母雞 1 隻,重約1500克,黨參、當歸頭各20克,熟附片25克,料酒、生薑末各10克,精鹽 6 克,味精 2 克。

【製作方法】

①將母雞宰殺,入沸水中燙透,去淨毛,挖去內臟,用清水洗淨,砍成小塊,放入盆內,加入精鹽、料酒、生薑末,醃製入味,待用。

②把黨參、當歸、熟附片用清水洗淨,待用。

③將燉鍋刷洗淨,置於火上,加清水適量,旺火燒開,

把全部原料入燉鍋，以文火燉至雞肉爛為度，點入精鹽、味精調味，離火，即可供食用。

【功效】

溫脾胃，補虛壯陽，生血。適用於久病體衰、貧血、男子陽痿、早泄、女子宮冷、月經不調、痛經、腹冷痛等病症。

蛤蚧粥

【原料】

蛤蚧1隻，黨參30克，糯米90克，精鹽5克，米酒、蜂蜜各少許。

【製作方法】

①將蛤蚧用刀柄擊其頭部，放入80℃左右的熱水中浸燙，除去鱗片和內臟，用米酒洗淨，將蜂蜜塗蛤蚧全身，炙熟，待用。

②把黨參研末化醋，與蛤蚧勻成餅，待用。

③將糯米用清水淘洗淨，直接入煮鍋，加水適量，置於火上，熬煮至粥熟時，加入餅攪化，點入少許精鹽調味，慢慢熱食。

【功效】

補腎溫陽，納氣益肺。適用於腎陽氣虧虛，久咳喘不癒，面浮肢腫，動則汗出，腰腿冷痛，陽痿等症。

附片狗肉粥

【原料】

熟附片15克，生薑汁 8 克，狗肉150克，粳米160克，精鹽 5 克。

【製作方法】

①把熟附片洗淨，瀝乾水，搗爲細末，待用。

②將狗肉用清水洗淨，切成細末，待用。

③把粳米用清水淘洗淨，直接入煮鍋，加入生薑汁、狗肉末，添清水適量，置於旺火上，煮沸，再加入熟附片末，以文火熬煮至熟，點入精鹽調味，即可供食用。

④服法，不拘時，溫熱食用。

【功效】

補腎壯陽，散寒。適用於陽痿、小便多、畏寒、四肢冷等症。同時，對於虛寒性引起的支氣管炎、慢性腎炎也有療效。

黑豆酒

【原料】

黑豆120克，杜仲、熟地黃、枸杞子各40克，牛膝、淫羊藿、當歸、製附子、茵芋、茯苓、川椒、白朮、五加皮、酸棗仁各30克，肉桂、石斛、羌活、防風、川芎各20克，醇酒 2 升。

【製作方法】

①將黑豆用溫水浸軟，涼水洗淨，入炒鍋內，以文火炒熟，撈出，晾涼，待用。

②把全部中藥材洗淨，取杜仲、淫羊藿入鍋內，微炒一下，然後與諸藥一起研碎，待用。

③將酒壇洗淨並擦乾，黑豆與中藥材全部放入酒壇內，

加醇酒 2 升，密封，置於陰涼乾燥處，浸泡10天，即可啓封，過濾去渣，裝入瓶內，備用。

④服法，每日 2 ～ 3 次，飯前溫飲10～20毫升。

【功效】

補腎壯陽，祛風除濕，健腰蠲痺。達用於腎虛虧損，風濕痺著，腰痛沉重，延至腿腳腫痛，身體虛弱等病症。

別離粥

【原料】

白朮30克，製附片、肉桂、乾薑、茜草根各10克，桑寄生16克，細辛 4 克，菖蒲 6 克，粳米100克。

【製作方法】

①將全部中藥材分別去雜，用清水洗淨，入砂鍋內，添水適量，置於文火上，熬煮取汁，去渣，待用。

②把粳米用清水洗淘洗乾淨，入煮鍋內，倒入藥汁，置火上，熬煮至粥成，即可食用。

③服法，每日 2 次，溫熱食用。

【功效】

滋腎開竅，助陽。適用於陽虛夜間夢多、夢交遺精、腰膝酸軟、食慾減退等症。

核附燉公雞

【原料】

公雞1隻，重約1000克，核桃仁60克，熟附片30克，生薑細絲10克，料酒、精鹽各 5 克。

【製作方法】

①將核桃用溫水發漲，剝去外皮，洗淨，待用。

②把熟附片洗淨，搗成細末，待用。

③將公雞宰殺，用沸水燙透後，去淨毛和內臟，用清水洗淨，待用。

④把燉鍋洗淨，添水適量，放入核桃仁、熟附片、薑絲、料酒，置於旺火上煮沸，再放入整個雞，以文火燉4個小時，點入精鹽調味，離火。上桌時，先將核桃仁及湯倒入碗內，再放上雞即成。

【功效】

補腎助陽，補腦益肺。適用於腎陽虛引起的腰膝冷痛，小便頻數，陽痿，記憶力減退等病症。此菜有增強記憶力，抗疲勞，防病延年的作用。

紫河車小米粥

【原料】

新鮮健康紫河車（胎盤）1具，小米100克，料酒、精鹽、生薑絲、胡椒粉各適量。

【製作方法】

①將新鮮的紫河車用溫水燙一下，用涼水反覆洗淨，砍成末，放入碗內，加料酒、精鹽，醃製入味，待用。

②把小米用清水淘洗淨，入煮鍋，加清水適量，置於旺火上燒沸，加入紫河車，用文火熬煮至粥成時，下生薑絲、胡椒粉，稍煮片刻，即可離火，供食用。

【功效】

益氣溫陽，養血益精。適用於陽氣不足，精血虧虛而至

虛損羸瘦，倦怠乏力，咳喘咯血，遺精早泄，性功能減退，女子不孕或乳少等症。

健陽酒

【原料】

枸杞子25克，當歸，補骨脂各9克，米酒1.5升。

【製作方法】

①將當歸、枸杞子、補骨脂用清水洗淨，瀝乾水，放進布袋內，待用。

②把酒壇洗淨，用布擦乾水，藥袋放入酒壇內，加酒1.5升，密封，浸泡3～5天。

③將酒壇置於火上，隔水加熱30分鐘，再靜置浸2天，即可開封，飲用。

④服法，隨量飲服，不醉爲度。

【功效】

溫腎壯陽，補益精血。適用於腎陽不足，精血虧虛所致的陽痿、遺精、腰膝酸軟、頭暈眼花、視力減退、夜尿頻數等症。

附片蒸羊腿肉

【原料】

鮮羊腿肉1000克，製附片30克，薑絲6克，鮮肉清湯250克，胡椒麵2克，料酒15克，味精、精鹽、熟豬油少許。

【製作方法】

①將羊腿肉用清水洗淨，整塊肉放沸水鍋煮30分鐘，撈出，放入冷水中浸漂，刮洗乾淨，切成小塊，待用。

②把附片用溫水浸軟，過冷水洗淨，待用。

③取一個大瓷碗洗淨，放入羊肉塊、附片、料酒、薑絲、鮮肉清湯，熟豬油，入鍋隔水蒸200分鐘，即成。

④吃時撒上味精、胡椒麵調味。

【功效】

補陽強心，強身壯骨。適用於心腎陽虛，心悸，畏寒，手足不溫，腰膝酸軟，尿清長者食用。同時，對於關節冷痛、陽痿的患者有較好的療效。

附山枸燉狗肉

【原料】

狗肉1000克，山藥100克，熟附片、枸杞各30克，雞湯1500克，料酒10克，豬油200克，味精 2 克，生薑絲15克，精鹽 5 克。

【製作方法】

①將狗肉揀淨殘毛，清水洗淨，用開水汆透，切成小方塊，待用。

②把山藥去外皮，切成片，與枸杞、附片一齊洗淨，待用。

③將炒鍋洗淨，置於旺火上，下豬油燒至七成熱，下狗肉、薑絲一起煸炒，烹入料酒、精鹽拌勻，出鍋，待用。

④把燉鍋洗淨，置於旺火上，加入雞湯，倒入煸好的狗肉、山藥、枸杞，鍋加蓋，湯沸後去掉浮沫，再用文火燉 4 小時，加入精鹽、味精調味，離火，即可食用。

【功效】

補肝腎，益精壯陽。適合中、老年體弱，腎虛陽痿，腎精虧損者食用。

豬腎羊腎鹿腎粥

【原料】

豬腎、羊腎、鹿腎各50克，粳米100克，薑絲、料酒各10克，精鹽、味精各適量。

【製作方法】

①將豬、羊、鹿三腎洗一洗，剖開去脂膜，用清水洗淨，切成極薄片，入大碗內，加料酒、薑絲、精鹽拌勻，醃製入味，待用。

②把粳米用清洗淘洗淨，入煮鍋內，加清水適量，置於火上煮沸，倒入豬、羊、鹿三腎片，以文火熬煮至粥成，點入味精調味，離火，即可供食用。

【功效】

補腎益氣，壯陽益精。適用於房事不節，氣虛不足，腎虛勞損，足膝軟弱，耳鳴耳聾，陽痿早泄，遺精滑精，面目虛浮，乳汁不足，不育，遺尿，消渴盜汗等症。

熟附片燉鹿鞭

【原料】

鹿鞭2條，老母雞1隻，重約1000克，熟附片20克，薑末、料酒各10克，化豬油200克，味精2克，精鹽5克。

【製作方法】

①將老母雞宰殺，放入沸水鍋燙透，去淨毛和內臟，用冷水洗淨，砍成小塊，待用。

②把鹿鞭用溫水浸泡發脹，用小剪刀順著尿道剖開，刮去尿道層，再入沸水鍋內燙後，去掉皮，斜切成厚片，待用。

③將炒鍋刷洗淨，置於旺火上，放入化豬油燒熱，下薑絲入炸，隨後再下鹿鞭、雞肉煸炒，烹入料酒、精鹽炒勻，離火，待用。

④把燉鍋洗淨，鹿鞭、雞肉倒入鍋內，再放入洗淨的熟附片，加清水適量，置於旺火上煮開，以文火燉4小時，點入味精、精鹽調味，即可離火供食用。

【功效】

補腎壯陽，暖宮。適用於男子腎虛陽痿，遺精早泄，面色不華，腰酸腿軟。女子宮寒不孕、痛經、性功能減退及男女功能性腰痛等病症。

助陽酒

【原料】

黨參、熟地黃各15克，枸杞子20克，沙苑蒺藜、淫羊藿、母丁香各10克，遠志、沉香各4克，荔枝肉7個，米酒2.5升。

【製作方法】

①先將全部中藥材用清水洗淨，裝入細紗布袋內，甩乾，待用。

②把酒壇洗淨，擦乾水分後，藥袋放入酒壇內，加米酒2.5升，密封，置於陰涼乾燥處，浸泡3天後，待用。

③將酒罈置於火上，隔水煮30分鐘，離火，潑冷水去火毒，然後靜置繼續浸泡21天即成。

④服法，每日２次，早晚各飲服10～20毫升。

【功效】

補腎壯陽，益氣養陰。適用於氣陰不足，腎陽虧虛及陽痿不舉或舉而不堅、性慾減退、腰膝酸軟、小便清長等症。

天雄壯陽粥

【原料】

炮天雄片、菟絲子各10克，粳米90克。

【製作方法】

①將炮天雄片、菟絲子用清水洗淨，入砂鍋內，加水適量，熬煮去渣，取濃藥汁，待用。

②把粳米用清水淘洗淨，入煮鍋內，倒入濃藥汁，置於火上，熬煮至粥成，即可食用。

③服法，早晚溫熱食用。

【功效】

補腎壯陽，適用於腎陽虛衰引起的陽痿不舉、精冷清薄、四肢不溫、腰膝無力等症。

羊腎羊肉粥

【原料】

羊腎、精羊肉各100克，枸杞葉50克，粳米80克，薑絲5克，胡椒粉２克，精鹽３克，料酒10克，味精１克。

【製作方法】

①將羊腎用刀剖開，去內膜，清水洗淨，切成極薄片，放入淨盆內，待用。

②把羊肉用清水洗淨，切成小塊，與羊腎同放入一個盆內，加料酒、薑絲、胡椒粉、精鹽拌勻，醃製入味，待用。

③將枸杞葉去老黃葉，清水洗淨，待用。

④把粳米用清水淘洗淨，倒入煮鍋內，加水適量，置於旺火上煮沸，添入羊肉、羊腎，以文火共熬煮至羊肉爛透爲度，點入味精調味，離火，即可食用。

【功效】

補腎益精，益氣補虛，溫陽暖下。適用於腎虧陽氣及精血不足，瘦弱羸虛，腰膝酸冷，陽痿遺尿，產後虛冷，耳鳴耳聾等症。

陽起石粥

【原料】

遠志 8 克，煅陽起石、沉香、棗仁、北五味、鹿茸、熟附片、桑螵蛸、龍骨、茯苓、鐘乳粉各15克，菟絲子30克，粳米150克。

【製作方法】

①將鹿茸洗淨，瀝乾水，搗成細末，待用。

②把全部中藥材洗淨，入砂鍋內，加水適量，置於火上，熬煮 1 小時，去渣取濃汁，待用。

③將粳米淘洗乾淨，直接入煮鍋，倒入藥汁煮沸，加入鹿茸末，改用文火煮至粥成，即可食用。

④服法，早晚各溫食 1 次。

【功效】

補精血，壯腎陽。適用於男子腎氣虛寒、腎陽虛衰所致的陽事不舉、接觸即泄、寒精自流、胸中短氣等症。

雪蓮蟲草酒

【原料】
雪蓮花100克，冬蟲夏草50克，白酒1600毫升。

【製作方法】
①將雪蓮花用清水洗淨，切成碎末，待用。
②把冬蟲夏草用溫水浸軟，換冷水洗淨，待用。
③將雪蓮花與冬蟲夏草放入事先洗淨的小酒罈內，加入米酒，密封，浸泡15日即成。
④服法，每日早晚各服1次，每次15毫升。

【功效】
補虛壯陽。適用於性慾減退或陽痿，表現爲陰莖痿弱不起，臨房舉而不堅或臨房不舉等症。健康人若長期飲用此酒，可使腎陽充實，性機能不衰。

桂附泥鰍生薑粥

【原料】
肉桂皮、附片各10克，泥鰍250克，精鹽、生薑末各5克，粳米100克。

【製作方法】
①將肉桂皮、附片用清水洗淨，入砂鍋內，加水適量，熬煮1～2小時，去渣，取濃汁，待用。
②把泥鰍用刀柄砸頭部至死，開水燙後，再用清水洗

淨，切成小段，待用。

③將粳米淘洗淨，直接入煮鍋，倒入濃藥汁，置於旺火上燒沸，加入泥鰍，同煮粥，將熟時，放薑絲、精鹽，再沸一沸即可。

④服法，宜溫服，分3次服食，連吃5～7天。

【功效】

溫腎壯陽，化氣通淋。適用於腎陽虧虛、膀胱氣化失職而致的腰腿冷痛，小便不利甚至癃閉，周身浮腫。對於陽事不舉、宮寒帶下等症亦宜。

龜附燉羊肉

【原料】

淨羊肉1000克，龜肉500克，熟附片30克，枸杞20克，歸身15克，薑絲、料酒各10克，化豬油200克，精鹽5克，味精2克。

【製作方法】

①將龜肉、羊肉洗一洗，放入沸水鍋內，燙一下，撈出，過冷水洗淨，切成小塊，待用。

②把熟附片、枸杞、當歸用溫水浸軟，用涼水洗淨，待用。

③將燉鍋刷洗淨，置於火上，放入龜肉、羊肉、熟附片、枸杞、當歸，鍋加蓋，旺火燒開，烹入料酒、精鹽、薑絲，以文火燉3～4小時，點入味精調味，離火，即可供食用。

【功效】

陰陽雙補，固腎壯陽。適用貧血、陽痿、腰膝酸軟無

力、鬚髮早白及男女性慾減退等患者食用。

腎附粥

【原料】

豬腎1個，熟附片末5克，粳米60克，精鹽2克。

【製作方法】

①把豬腎剖開，去臊，用清水洗淨，切成極薄片，待用。

②將粳米用清水淘洗乾淨，直接入煮鍋內，加水適量，置於旺火上煮沸，放入腎片、附片末煮，改用小火慢煮至粥熟，再加入精鹽調味即成。

③服法，早晚溫熱食用，連服3～5天。

【功效】

溫補腎陽。適用於男子下元虛損、陰傷及陽、滑精日久、陰冷精薄、形寒肢冷、陽痿、尿頻、氣短、面目虛浮等症。

蝦仁韭菜粥

【原料】

鮮蝦、韭菜各30克，粳米150克，精鹽5克，薑末3克。

【製作方法】

①將蝦仁洗淨，砍成碎末，待用。

②把韭菜去雜，用清水洗淨，切成小段，待用。

③將粳米用清水淘洗淨，直接入煮鍋內，加水適量，置

於旺火上燒沸，加入蝦末共煮粥，待粥將熟時，下薑末、韭菜、精鹽，再沸一沸，即可供食用。

【功效】

補腎壯陽，健中固精。適用於腎陽虧虛，中土失健，而見食慾不振，腹中冷痛，腰腿酸軟，陽事不舉，遺精早泄，女子帶下，痛經，尿頻等症。

康壯酒

【原料】

枸杞子50克，菊花、熟地黃、肉蓯蓉、肉桂、炒陳麴各45克，米酒2.5升。

【製作方法】

①將全部中藥材清洗淨，曬乾，研成粗末，裝入細紗布袋，待用。

②把小酒壇洗淨，用布擦乾，放入藥袋，加米酒，密封，置於陰涼乾燥處浸泡，春夏季浸5天，秋冬季浸7天後，啓封去渣，兌入冷開水1升即成。

③服法，隨量飲服，連用3個月。

【功效】

補益肝腎，溫陽滋陰，烏鬚黑髮。適用於肝腎不足，陰陽兩虧，未老先衰，或年邁體弱，身疲乏力，腰膝軟弱，鬚髮早白等病症。

痛經神方粥

【原料】

人參、黃芪、當歸、白朮各10克,肉桂3克,製附片6克,粳米100克。

【製作方法】

①將人參洗淨,曬乾,搗成細末,待用。

②把五味中藥材用清水洗淨,入砂鍋內,加水適量,置於火上,熬煮2小時,去渣取濃汁,待用。

③將粳米用清水淘洗乾淨,直接入煮鍋內,倒入濃藥汁,旺火煮沸,加入人參末,改用文火熬煮至粥熟即成。

④服法,早晚溫熱食用,連用7天。

【功效】

益氣養血,溫陽止痛。適用於女子陽虛、內虛引起的痛經、四肢不溫、腰及小腹疼痛、喜溫、精神不振、面色蒼白等症。

雙鳳壯陽粥

【原料】

麻雀5隻,子公雞1隻,補骨脂、巴戟天、淫羊藿各15克,粳米250克,精鹽5克,薑絲、料酒各10克,醬油3克。

【製作方法】

①將麻雀及公雞宰殺,放入沸水鍋內燙透,去毛及內臟,清水洗淨,切成小塊,放入盆內,加料酒、醬油拌勻,醃製入味,待用。

②洗淨全部中藥材,入砂鍋內,加水適量,熬煮2小時,取濃汁,去渣,待用。

③把粳米淘洗淨,直接放入鍋內,倒入藥汁,兌少許清

水，置旺火上煮開，加入麻雀、雞肉、薑絲、精鹽，改用文火煮至粥成，即可供食用。

【功效】

補腎壯陽，強筋健骨。適用於腎陽虧虛，筋骨失健，性功能低下，陽痿早泄，腰腿冷痛，宮寒不育，形寒畏冷及風寒痛痹等症。

附片燉鹿蹄筋

【原料】

鹿蹄筋500克，熟附片20克，雞油40克，混合油100克，醬油3克，薑末、料酒各10克，精鹽5克，味精2克。

【製作方法】

①將鹿蹄筋用溫水反覆焯透，再用冷水刷洗淨，切成節狀，待用。

②炒鍋洗淨，置於旺火上，下混合油燒熱，入薑末炸一下，烹入料酒、醬油，添水適量，隨下鹿筋和洗淨的熟附片，煮沸後，加入雞油，用小火燉4小時，點入味精、精鹽調味，離火，可上桌，供食用。

【功效】

溫補腎陽，強筋壯骨。適用於腎虛陽痿，手足無力，腳轉筋，以及風濕性關節炎疼痛等症。

期頤酒

【原料】

黑豆、仙茅各250克，紅棗500克，肉蓯蓉、淫羊藿、菟

絲子各180克，當歸、陳皮、石斛、牛膝、枸杞子各120克，好黃酒15升，好燒酒35升。

【製作方法】

①將全部中藥材洗淨，研成粗末，裝入細紗布袋內，待用。

②小酒壇刷洗淨，用淨布擦乾水，藥袋入酒壇，共加酒50升（好黃酒15升，好燒酒35升），密封，待用。

③把酒壇置於文火上，隔水加熱90分鐘，離火，埋入土中7天，即可飲用。

④服法，適量飲服。

【功效】

助陽益精，祛風除濕，強壯筋骨。適用於年老腎陽不足，精血虧損，腰酸無力、小便頻數、耳鳴、視物昏花等症。

【注意】

陰虛火旺者忌服。

秘精粥

【原料】

熟附片、煅龍骨、肉蓯蓉、巴戟天各30克，粳米200克。

【製作方法】

①洗淨全部中藥材，入砂鍋內，加水適量，以文火熬煮，每小時取一次濃汁，共取3次，合併藥汁，待用。

②把粳米用清水淘洗乾淨，倒入煮鍋，加清水適量，置於旺火上煮沸，以文火煮至粥成，即可食用。

③服法，早晚溫熱食用。

【功效】

補腎壯陽、收斂固澀。適用於腎陽虛衰的陽痿、早泄、遺精、夜間夢遺，面色不華、腰部酸軟有冷感，小便清而多等症。

清燉羊肉附片

【原料】

羊腿肉1000克，熟附片30克，枸杞15克，薑末、料酒各10克，精鹽5克，胡椒麵3克，味精2克。

【製作方法】

①將羊腿肉用清水洗淨，切成2公分見方的小塊，待用。

②把燉鍋清洗淨，加水適量，置於旺火上煮沸，加入事先洗淨的熟附片、枸杞子，熬煮30分鐘後，加入羊肉、料酒、精鹽、薑末，改用文火熬燉4小時，點入味精、胡椒麵調味，離火，可供食用。

【功效】

補虛壯陽，益腎。適用於腎虛耳鳴，男子陽痿遺精、腰痛；女子腹冷痛，宮冷不孕及產後體虛等病症。無病者常食，具有滋養強身的作用。

硫黃粥

【原料】

硫黃1克，粳米200克，黃酒適量。

【製作方法】

①將硫黃曬乾，搗為細末，待用。

②把粳米用清水淘洗乾淨，直接入煮鍋，加水適量，置於旺火上煮沸，以文火熬至粥成後，入硫黃末及黃酒，攪勻，即成。

③服法，空腹食之。

【功效】

補火助陽。適用於命門火衰，腎功能低下，腰酸膝冷，陽痿，腹冷久瀉，及腎不納氣之喘逆等症。

【注意】

病癒即止，不可久服，所用硫黃必須精製。

東北三寶酒

【原料】

人參、鹿茸各30克，貂鞭1具，白酒1000毫升。

【製作方法】

①將鹿茸用溫水浸泡一會兒，切成薄片，待用。

②把人參洗一洗，用竹刀或銅刀切成片（不宜用鐵刀，以免降低藥效），待用。

③將貂鞭反覆清洗淨，與鹿茸片、人參片共置於事先洗淨的容器中，倒入白酒，密封，置於乾燥陰涼處，浸泡15日即成。

④服用500克酒後，應再添入500克白酒，如此添至藥味淡薄為止。

⑤服法，每日早晚各服1次，每次20毫升。

【功效】

補腎壯陽。適用於腎陽衰微，表現有肢冷畏寒，腰酸腳軟，陽痿滑精，精神萎靡，陰囊濕冷，小便清長等症。

【注意】

飲酒期間，忌食蘿蔔、茶葉。

酒枸附燉羊腎

【原料】

羊腎 4 個，羊肉1000克，枸杞20克，熟附片、料酒各25克，薑絲、醬油各10克，精鹽5克，味精 3 克。

【製作方法】

①將羊肉洗一洗，放入沸水鍋汆一下，過冷水洗法腥味，切成 2 公分見方的小塊，待用。

②羊腎先去油膜，對剖成兩半，片去腰臊，用清水洗淨切成腰花狀，待用。

③燉鍋洗淨後，置於旺火上，添水適量，燒開後，加入羊肉、腎花和洗淨的附片、枸杞等，用旺火燒開，再加入料酒、醬油，去掉浮沫，用小火煨燉至肉熟爛時，放入薑絲、精鹽、味精，稍煮片刻，即成。

【功效】

補腎陽，益精氣。適用於腎陽衰的陽痿早泄，舉而不堅，下肢無力，精液冷及男女性慾減退等病症。

絲子粟米雄雞肝粥

【原料】

雄雞肝 1 具，菟絲子15克，粟米100克，精鹽 5 克，料

酒10克，味精，醬油各 2 克。

【製作方法】

①將雄雞肝去雞膽，清洗乾淨，切成極薄片，放入碗內，加料酒，醬油拌勻，醃製入味，待用。

②菟絲子用清水洗淨，瀝乾水分，切成碎末，待用。

③將粟米用溫水浸軟後，再用冷水淘洗乾淨，倒入煮鍋，加水適量，置於旺火上煮沸，加入菟絲子、雞肝片共煮粥，米將煮熟時，再放入精鹽、味精調和，煮一二沸，即可食用。

④服法，以空腹食爲宜。

【功效】

壯陽事，益肝腎。適用於肝腎虧虛，陽事不舉，陽痿早泄，泄瀉溏薄，筋骨痿弱等症。

丹參附片人參粥

【原料】

人參 6 克，製附片、丹參各10克，粳米100克。

【製作方法】

①把人參洗淨，曬乾，搗成粉末，待用。

②將製附片、丹參用清水洗淨，入砂鍋內，加水適量，熬煮取濃汁，去渣，待用。

③把粳米用清水淘洗淨，倒入煮鍋內，加入藥汁，置於旺火上燒開，再放入人參末，改用文火慢煮至米熟爛，即成。

④服法，早晚溫熱食用。

【功效】

溫陽補氣、活血。適合於心陽虛、血行無力致使心血瘀阻的低血壓、四肢逆冷、面唇紫暗等病症。

羊肉淡菜粥

【原料】

乾淡菜45克，粳米100克，羊肉150克，料酒10克，味精3克，胡椒粉、醬油各2克，精鹽、薑絲各5克。

【製作方法】

①將淡菜用熱水浸泡軟後，剪洗乾淨，待用。

②把羊肉洗一洗，放入沸水鍋內汆一下，撈出，清水洗淨，切成小塊，盛盆內，加料酒、胡椒粉、醬油、薑絲拌勻、醃製入味，待用。

③將粳米用清水淘洗淨，入煮鍋內，加水適量，置旺火上煮沸，倒入羊肉塊、乾淡菜等，改用文火熬煮至粥熟時，點入精鹽，味精調味，即可供食用。

④服法，每天服1次，10天爲1療程。

【功效】

補腎益肝，益血塡精，壯陽強心。適用於功能性子宮出血、高血壓、動脈硬化、陽痿、盜汗、癭瘤、崩漏帶下等症。

附淫蓯金燉羊肉

【原料】

羊肉1000克，熟附片20克，淫羊藿、菟絲子、製狗脊、女貞子、薑末各15克，豬骨湯2500克，冰糖60克，金櫻子、

精鹽、料酒各10克。

【製作方法】

①將羊肉洗淨，切成小塊，入盆內，加薑末、料酒、精鹽拌勻，醃製入味，待用。

②將全部中藥材清洗乾淨，裝入藥袋內，紮好袋口，待用。

③燉鍋洗淨後，置於旺火上，加清水適量，放入藥包煮30～45分鐘，撈出，去掉藥包，加入豬骨湯、羊肉塊、熟附片，轉用文火燉3～4小時，肉稀爛後，加入冰糖煮10分鐘即成。

【功效】

補腎壯陽，益精強骨。適用於腰酸足軟、頭暈耳鳴，眼花心悸，陽痿遺精等病症。同時，對於腎陽虛損造成的病症也有較好療效。

海馬酒

【原料】

海馬50克，白酒50毫升。

【製作方法】

①將海馬焙乾研末，與白酒同納入事先洗淨的容器中，密封，置於陰涼乾燥處，浸泡2日，即可飲用。

②服法，每日服1～2次，每次10～15毫升。

【功效】

補腎壯陽，調氣活血。適用於性慾減退，陽痿，男子不育及腰腿痛，跌打損傷等病症。健康人若長期飲用此酒，可使氣血調和，腎陽旺盛，性功能不衰。

【注意】

孕婦及陰虛火旺者忌服。

薏苡熟附粥

【原料】

薏苡仁60克，熟附片10克，粳米120克。

【製作方法】

①把熟附片洗一洗，再搗爲細末，待用。

②將粳米、薏苡仁用清水淘洗乾淨，直接入煮鍋內，添水適量，置於旺火上煮沸，再加入熟附片末，以文火煮至米苡熟爛，即可食用。

③服法，不拘時，溫熱食用爲佳。

【功效】

助陽化濕，行痺止痛。適用於胸痺疼痛，時痛時止，有時疼痛加劇，身痛惡寒，四肢冷等病症。

雀卵粥

【原料】

粳米50克，雀卵（鵪鶉卵）3枚。

【製作方法】

①將粳米用清水淘洗乾淨，待用。

②將煮鍋置於旺火上，加清水適量，煮水沸後，加入粳米煮粥，待粥熟時，打入雀卵，調勻即成，空腹食用。

【功效】

補腎壯陽，益精養血。適用於素體虧虛，房勞過度所致

陽痿，早泄，滑精，腰膝酸痛等病症。

盆附味枸燉羊腎

【原料】

羊腎4個，羊肉1500克，熟附片20克，枸杞、覆盆子、五味子各15克，料酒、薑末、精鹽各10克，醬油、味精各3克。

【製作方法】

①將羊腎去筋膜，剖成兩半，片去腰臊，用清水洗淨，切成腰花狀，待用。

②把羊肉用清水洗淨，切成小塊，放入盆內，加入料酒、薑末、醬油拌勻，醃製入味，待用。

③將覆盆子、五味子洗淨後，裝入紗布袋內，紮好口，待用。

④洗淨的燉鍋置於旺火上，加清水適量，放入羊肉塊、羊腎和洗淨的熟附片，枸杞子及藥包，煮沸後，打去浮沫，再用微火煨燉至羊肉熟爛，撈出藥包，點入精鹽、味精調味，即可食用。

【功效】

填精補髓，益腎扶陽。適用於腎虧陽痿，夢遺滑精，陽事舉而不堅等病症。

【注意】

陰虛陽亢者忌服。

淡豆豉羊腎粥

【原料】

羊腎1對，淡豆豉10克，粳米100克，生薑末5克，精鹽3克。

【製作方法】

①將羊腎去筋膜，剖成兩半，片去腰臊，用清水洗淨，切成極薄片，待用。

②把粳米、淡豆豉用清水淘洗乾淨，直接入煮鍋內，添水適量，置於旺火上煮沸，加入羊腎片、薑末共煮粥，待粥熟時，點入精鹽調味，即可供食用。

【功效】

溫腎壯陽，益精強腰。適用於腎陽虛損，腰脊疼痛，足膝酸弱，耳聾，消渴，陽痿，早泄，尿頻，遺尿等症。

皮蛋淡菜粥

【原料】

皮蛋2個，淡菜50克，粳米100克，醬油、香油、精鹽、味精各適量。

【製作方法】

①將皮蛋去外殼，洗一洗，切成碎末，放入碗內，加香油、精鹽、醬油拌勻，醃製入味，待用。

②把淡菜用溫水浸軟後，洗乾淨待用。

③將粳米用清水淘洗乾淨，直接倒入煮鍋內，加清水適量，置於旺火上燒沸，加入淡菜同煮，待粥煮熟時，再加入

皮蛋末拌勻，點入味精，再次煮沸即成。

【功效】

開胃消食，補肝益血，益腎壯陽。適用於食慾不振、頭暈、疲倦嗜睡、性功能減退、病後體虛等症。健康人常食，可強身健腦，增加活力。

六味回陽粥

【原料】

人參9克，熟附片、炮薑各6克，炙甘草3克，熟地15克，粳米100克，當歸9克。

【製作方法】

①將人參洗一洗，瀝乾水分，搗為細末，待用。

②把其餘5味中藥材用清水洗淨，入砂鍋內，添水適量，以文火煮2小時，濾去渣，取濃汁，待用。

③將粳米淘洗乾淨後，直接放入煮鍋內，倒入濃藥汁，用旺火煮沸，加入人參末，改用文火熬煮至粥熟，即可供食用。

④服法，早晚溫熱食用。

【功效】

補脾腎，溫陽助運。適用於脾腎陽虛的完穀不化、飲食不下、泛吐清涎、形寒畏冷、腰膝冷痛、面浮足腫、陽痿尿頻、精神不振等症。

棗附燉豬膀

【原料】

豬膀1500克，熟附片25克，棗皮、茯苓、熟地、山藥各15克，丹皮、澤瀉、薑末各10克，精鹽５克，胡椒麵３克，味精２克。

【製作方法】

①把棗皮、茯苓、熟地、山藥、丹皮、澤瀉用水清洗乾淨，裝入藥袋內，紮好袋口，待用。

②將豬膀去淨毛，放入沸水鍋內余一下，用冷水刮洗乾淨，切成小塊，待用。

③把燉鍋洗淨，加水適量，置於旺火上燒開，放入膀肉、藥包及洗淨的熟附片，燉沸後，加入薑末，改用文火煨燉２小時，撈出藥包，點入精鹽、味精、胡椒麵調味，即可食用。

【功效】

補腎溫陽。適用於腎虛火衰、怕冷、自汗、精神萎靡不振等病症。

人參茯苓羊肉粥

【原料】

精羊肉200克，人參10克（去蘆頭），黃芪、白茯苓各30克，大棗８枚，粳米100克，精鹽５克。

【製作方法】

①將人參洗淨，曬乾，搗爲細末，待用。

②洗淨黃芪、茯苓、大棗（去核），入砂鍋內，添水適量，以文火熬煮取濃汁，待用。

③把羊肉洗淨，切成小塊，待用。

④將粳米用清水淘洗乾淨，放入煮鍋內，倒入藥汁，置

於旺火上煮沸，加入羊肉塊共煮，改用文火熬煮至肉爛時，加入人參末，再沸一二沸，點入精鹽調味即成。

⑤服法，空腹，以冷天服爲宜。

【功效】

溫腎助陽，大補氣血，適用於大病、重病後，年高腎陽衰弱，羸瘦，神倦，形寒肢冷，腰腿酸痛，陽事不舉，滑精等症。

瓊漿藥酒

【原料】

金櫻子肉40克，人參、黃精、冬蟲夏草、當歸、佛手、驢腎各60克，鹿茸、桂圓肉各30克，陳皮90克，製附片、狗脊、枸杞子、補骨脂、韭菜子、淫羊藿、懷牛膝、靈芝各120克，雀腦50克，紅糖3000克，紅麴240克，白蜜500克，白酒50升。

【製作方法】

①將全部藥材去雜，清洗乾淨，放進乾淨容器內，裝入回流罐，取45度白酒50升，分別按25升、15升、10升逐次加入，每次均加熱煮沸30分鐘，放去藥液，再加酒煮沸。

②把殘渣壓榨，所得酒液與前面3次浸出酒液混勻，密封，置於陰涼乾燥處，靜置儲存30天後，過濾即成。

③服法，每天1～2次，每次飲服10毫升。

【功效】

溫腎壯陽，滋補氣血。適用於腎陽虛衰、精血虧損、氣血兩傷而致的腰酸腿軟、四肢乏力、手足不溫，精神不振，陽痿不舉、陰囊濕冷、遺精早泄、婦女帶下清稀等症。

【注意】

青年氣盛及陰虛火旺者禁用。

羊石子粥

【原料】

羊石子（即羊睾丸）1對，粳米100克，精鹽3克，醬油2克，薑絲、料酒各5克。

【製作方法】

①將新鮮羊石子剖洗乾淨，切成細絲，放入碗內，加入醬油、料酒、薑絲拌勻，醃製入味，待用。

②把粳米用清水淘洗乾淨，直接放入鍋內添水適量，置於旺火上煮沸，加入羊石子同煮粥，待粥熟透時，點入精鹽調味，離火，可供食用。

【功效】

補腎助陽，填精補髓。適用於房事過度或年老體衰，陽氣虧虛，腎虛腰痛，遺精，陽痿，小便頻數，睾丸腫痛，帶下，疝氣，消渴等症。

人參附片燉豬腳

【原料】

豬腳2500克，熟附片30克，人參、生薑絲、料酒各10克，精鹽6克。

【製作方法】

①將豬腳拔殘毛，用刀反覆刮淨，砍成小塊，入沸水鍋內汆一下，撈出，盛於盆內，待用。

②把人參、熟附片用清水洗淨，待用。

③燉鍋洗淨，置於火上，添水適量，放入豬腳肉、人參、熟附片、薑末、料酒，鍋加蓋，用旺火燒開，轉用文火燉3小時，點入精鹽調味，離火，即成。

【功效】

留陽固氣，補臟生津，適用於臟腑陽氣不足，或散失，陽痿，腎虛骨弱，痿軟及一切陽氣衰弱之症。有留陽氣治衰弱的作用。

酒醬醃腎小米粥

【原料】

羊、牛腎各1個，陽起石30克，小米200克，薑絲6克，米酒18克，精鹽8克，醬油3克。

【製作方法】

①將羊、牛腎用刀剖開，去雜，清水洗淨，切成極薄片，放入碗內，加入米酒、薑絲、醬油拌勻，醃製入味，待用。

②用布裹陽起石，入砂鍋內，添水適量，用文火熬煮取濃藥汁，待用。

③將小米用清水淘洗乾淨，入煮鍋內，倒入藥汁，置於火上煮沸，加入羊、牛腎片共煮粥，待粥熟時，點入精鹽調味，離火，即可食用。

【功效】

益腎壯陽。適用於房勞過度，陽氣虧虛，腰膝酸軟冷痛，陽痿早泄等病症。

巴戟淫羊酒

【原料】

巴戟天、淫羊藿各250克，白酒1500毫升。

【製作方法】

①將小酒壇洗淨，用淨布擦乾水分，待用。

②把巴戟天、淫羊藿用清水洗淨，切成碎末，與白酒共置入酒壇中，密封，置於陰涼乾燥處，浸泡7日即可服用。

③服法，每日早晚各服1次，每次20毫升。

【功效】

補腎壯陽，祛風濕，健筋骨。適用神經衰弱，性慾減退，風濕痺痛，肢體癱瘓，末梢神經炎等病症。

豆豉犬肉粥

【原料】

犬肉250克，粳米100克，豆豉30克，醬油、薑絲各2克，精鹽5克，料酒6克。

【製作方法】

①將犬肉揀淨殘毛，清水洗淨，切成小塊，放入盆內，加料酒、醬油、薑絲拌匀，醃製入味，待用。

②豆豉、粳米用清水淘洗乾淨，倒入煮鍋內，加入犬肉，添水適量，置於火上，熬煮至粥熟透時，點入精鹽調味，離火，可供食用。

【功效】

補中益氣，溫腎助陽。適用於脾腎陽虛，胸腹脹滿，腰

膝軟弱，畏寒肢冷，陽痿，水腫尿少等病症。

【注意】

犬必須是健康的，否則不能食用。

八仙粥

【原料】

熟附片、澤瀉各20克，肉桂、茯苓、丹皮各15克，山藥、山茱萸、生地各30克，粳米200克，蜂蜜100克。

【製作方法】

①將上述 8 味中藥材用清水洗淨，入砂鍋內，加水適量，以文火熬煮 2 小時，去渣，取濃汁，待用。

②把粳米用清水淘洗乾淨，放入煮鍋內，倒入濃藥汁，以文火煮至粥成，加入蜂蜜煮沸即成。

③服法，早晚溫熱食用。

【功效】

補腎虛，壯腎陽。適用於老年人腎氣虛衰、陽痿、面色蒼白、精神不振、小便頻數而清長等症。

胡桃粥

【原料】

胡桃肉80克，粳米150克。

【製作方法】

①將胡桃肉用溫水浸軟，撈出，放入碗內，加水少許，搗爛如泥，待用。

②把粳米用清水淘洗乾淨，入煮鍋內，添水適量，置於

火上，熬煮至粥熟時，加入胡桃泥，再煮一二沸，去掉生油氣即成。

【功效】

溫腎固精，潤腸納氣。適用於陽虛咳喘，腰痛腳軟，陽痿滑精，小便頻數，大便燥結等病症。

巴戟粥

【原料】

巴戟天、補骨脂、茴香子各16克，熟附片25克，紅糖50克，粳米150克。

【製作方法】

①將4味中藥材清洗乾淨，入砂鍋內，添水適量，用文火熬2小時，去渣，取濃汁，待用。

②把粳米用清水淘洗乾淨，放入煮鍋內，加清水適量，先用旺火煮沸，改用文火熬煮至粥熟時，加入紅糖調味，即可食用。

【功效】

補腎壯陽。適用於腎陽不足之陽痿、滑精頻作、面白少華、精神不振、畏寒肢冷等症。

豆豉鹿腎粥

【原料】

鹿腎1對，淡豆豉15克，粳米250克，精鹽3克，醬油2克，熟花生油4克。

【製作方法】

①先將鹿腎對半剖開，去脂膜，清水洗淨，切成極薄片，放入碗內，加醬油、熟花生油拌勻，醃製入味，待用。

②把淡豆豉、粳米淘洗乾淨，放入煮鍋內，添水適量，先用武火煮沸，加入鹿腎片後，轉爲小火熬煮粥熟時，點入精鹽調味，離火，即成。隨意食用。

【功效】

補腎壯陽，益精補虛。適用於腎陽虛損，腰膝酸痛，耳鳴，耳聾，陽痿早泄，遺精，滑精，宮冷不孕，乳汁不足等病。

酒薑附燉豬脚

【原料】

豬脚2000克，熟附片30克，生薑末25克，米酒20克，精鹽5克，醬油、味精各2克。

【製作方法】

①把熟附片用溫水浸軟，洗淨，待用。

②將豬脚去淨殘毛，反覆刮洗淨，砍成小塊，放入沸水鍋內汆一下，撈出，待用。

③燉鍋洗淨，置於旺火上，添水適量，煮沸後，放入豬脚塊、米酒、薑末、醬油，鍋加蓋，以文火熬燉3小時，加入精鹽，味精調味，離火，即可上桌供食用。

【功效】

溫腎補陽，強筋壯骨。適於足手不溫、腰膝酸軟無力，小便清長，以及男女性慾減退等患者食用。

複方仙茅酒

【原料】

仙茅、淫羊藿、南五加皮各120克，白酒4000毫升。

【製作方法】

①將仙茅、淫羊藿、南五加皮洗淨，切成小塊，裝入紗布袋內，待用。

②把小酒壇洗淨，擦乾，放入藥袋，倒入白酒，密封，置於陰涼乾燥處，浸泡21天即可服用。

③服法，每日早晚各服 1 次，每次20～30毫升。

【功效】

益精壯陽。適用於男子元陽虛損，症見陽痿，滑精，男子不育，肢冷畏寒，腰膝酸軟，下肢痿弱，短氣乏力等症。

【注意】

陰虛內熱及內有濕熱者忌服。

韭菜炒鮮蝦

【原料】

韭菜150克，鮮蝦240克，菜油、味精、精鹽各適量。

【製作方法】

①將韭菜去雜，清洗乾淨，切成小節段，待用。

②把鮮蝦逐個去殼，清洗乾淨，待用。

③將炒鍋洗淨，置於旺火上，放入菜油，待油泡化盡，即倒入韭菜、鮮蝦，進行反覆翻炒，點少許清水、味精、精鹽煮沸，炒勻即起鍋，盛入盤內，上桌供食用。

【功效】

補腎壯陽，益精固腎。適於腎陽虧虛，腎精不固所致的遺精、早泄、陽痿、遺尿、腰腿冷痛等症患者食用。

草附蒸甲魚

【原料】

活甲魚1500克，紅棗、熟附片各20克，冬蟲夏草、料酒各10克，精鹽 8 克，味精 4 克，薑末 6 克，雞湯1000克，化豬油200克。

【製作方法】

①將蟲草、熟附片用開水浸軟後，清水洗淨，待用。

②把大棗逐枚去棗核，用清水洗淨，待用。

③將甲魚宰殺後，用沸開水燙30分鐘，撈出，撕去爪殼上的粗皮，去爪尖及內臟，用清水反覆洗淨，砍成小塊，待用。

④取一個大蒸碗洗淨，放入熟附片、甲魚肉塊，四周放入紅棗、蟲草，倒入料酒和雞湯，撒上薑末，上籠蒸180分鐘，取出，加入化豬油、胡椒麵、精鹽，上火繼續蒸10～15分鐘，離火，點入味精調好味，即可上桌供食用。

【功效】

補腎壯陽，益氣固精。適用於腎陽虛的腰膝酸痛，男子陽痿早泄，婦女月經不調及白帶過多等症。

二鹿附桂粥

【原料】

鹿茸粉、鹿角膠、製附子、肉桂、炒補骨脂、炒杜仲各15克，粳米200克。

【製作方法】

①將製附子、肉桂、補骨脂、杜仲洗淨，入砂鍋內，添水適量，以文火熬煮；去渣，取濃汁，待用。

②把粳米用清水淘洗乾淨，放入煮鍋內，加入藥汁，先用旺火煮沸，放入鹿茸粉，改用文火熬煮至米熟時，再加鹿角膠煮一二沸即成。

③服法，早晚溫熱食用。

【功效】

補腎溫陽，調益衝任。適用於腎陽虛衰、腎精虧損、頭暈耳鳴、腰軟無力、畏寒、男子陽痿、婦人宮冷不孕等症。

核桃仁炒韭菜

【原料】

核桃仁80克，韭菜250克，豬肉60克，麻油150克，料酒、精鹽各5克，味精3克，醬油2克。

【製作方法】

①將豬肉洗淨，切成極薄片，放入碗內，加料酒、醬油、精鹽拌勻，醃製入味，待用。

②把核桃仁除去雜質，洗淨，瀝乾水，放入麻油鍋內炸黃，撈出，瀝乾油，冷卻，待用。

③將炒鍋洗淨，置旺火上燒熱，下麻油，油燒至九成熱時，放入豬肉煸炒片刻，再加入韭菜共炒，10分鐘後，放味精、核桃仁入鍋，拌勻，即可盛入盤內供食用。

【功效】

補腎助陽。適用於腎陽虧虛，陽痿，早泄，腰腿冷痛等症。

鹿銜草粥

【原料】

鹿銜草、山藥各30克，熟附片、巴戟各15克，熟地、仙靈脾各20克，肉桂5克，五味子、枸杞子各12克，茯苓、鹿角膠各10克，粳米200克。

【製作方法】

①將上述除鹿角膠外的10味中藥材洗淨，入砂鍋內，添水適量，用文火熬煮，去渣，取濃汁，待用。

②把粳米淘洗乾淨，放入煮鍋內，倒中藥汁，共煮粥，待粥熟透時，放入鹿角膠，再煮一二沸即成。

③服法，早晚溫熱食用。

【功效】

補腎壯陽，益精血。適用於腎氣虛衰、陽痿、早泄、腰酸腿痛、腿軟無力、精神不振、脫髮、牙齒鬆動等病症。

胡桃酒

【原料】

胡桃仁120克，小茴香20克，杜仲、補骨脂各60克，白酒2000毫升。

【製作方法】

①將全部中藥材洗淨，瀝乾水，切成碎末，與白酒同置入洗淨的小酒壇內，密封，置於陰涼乾燥處，浸泡半月即

成。

②服法，每日早晚各服 1 次，每次20～30毫升。

【功效】

溫陽，補腎，固精。適用於腎陽虛弱，症見肢冷畏寒，腰膝酸軟、陽痿、滑精，小便頻數而清長者。

【注意】

陰虛火旺及內有實熱者忌服。

米酒海蝦

【原料】

海鮮蝦400克，米酒250克，花生油50克，精鹽 8 克，薑末 6 克。

【製作方法】

①將海鮮蝦用清水洗淨，去殼，放入米酒中浸泡 5 分鐘，撈出，瀝乾，待用。

②炒鍋洗淨後，置於旺火上，下花生油入鍋燒熱，先放薑末爆香，再將蝦倒入鍋內，迅速煸炒，加入精鹽，連續翻炒至蝦熟透，盛入盤中即可食用。

【功效】

補腎壯陽，強筋健骨。適用於房事過度，男性陽痿，早泄，神疲倦怠，腰膝酸痛，形寒畏冷等症。

不倒粥

【原料】

熟附片 6 克，蛇床子、淫羊藿各15克，益智仁10克，甘

草 2 克，蜂蜜50克，粳米100克。

【製作方法】

①將上述 5 味中藥材用清水洗淨，入砂鍋內，加水適量，置於文火上，熬煮 2 小時，過濾去渣，取濃汁，待用。

②把粳米用清水洗淨，放入煮鍋內，倒入濃藥汁，置於火上，先用旺火煮沸，後用文火熬煮至粥透，加入蜂蜜煮沸即成。

③服法，早晚溫熱服食。

【功效】

補腎壯陽，固精縮尿。適用於腎陽虛引起的陽痿、早泄、遺精，伴見面色蒼白、頭暈目眩、精神萎靡、腰膝酸軟、小便頻數、尿清長等病症。

杜仲爆羊腎

【原料】

杜仲15克，五味子 6 克，羊腎500克，生粉、醬油、薑末、花生油、精鹽各適量。

【製作方法】

①將杜仲、五味子洗淨，放入砂鍋內，加清水適量，煎煮 1 小時，去渣，再加熱濃縮成稠藥汁，待用。

②把羊腎剖開，去筋膜臊腺，用清水洗淨，切成小塊腰花狀，放入碗內，加藥汁、生粉拌匀，醃製入味，待用。

③將炒鍋洗淨，置於旺火上，下花生油入鍋燒熱，下腰花爆炒至嫩熟時，烹醬油、薑末、精鹽，迅速炒匀，10分鐘後即可裝盤供食用。

【功效】

補腎壯陽，強腰健骨。適用於腎陽虧虛，腰膝酸痛，肢體軟弱無力，陽痿不舉等病症。

附片鹿頭湯

【原料】
鹿頭 1 個，鹿蹄 6 隻，熟附片20克，生薑末10克，八角1 個，料酒 8 克，精鹽 5 克，味精 3 克，胡椒麵 1 克。

【製作方法】
①將鹿頭、鹿蹄放入沸水中燙透，用刀刮殘毛，清水洗淨，砍成小塊，待用。
②大燉鍋洗淨後，鹿頭、鹿蹄、生薑末、八角、熟附片、料酒放入鍋內，加沸水適量，鍋加蓋，置於文火上熬煮4 ～ 6 小時，加入味精、精鹽、胡椒麵調味，離火，即可食用。

【功效】
壯陽，補腎，補腦。適用於神經衰弱、腎精虧損所致的腰膝酸軟，畏寒怯冷，陽痿遺精，早泄等病症。

韭菜炒羊肝

【原料】
韭菜150克，羊肝200克，薑末 5 克，黃酒、精鹽、味精、花生油各適量。

【製作方法】
①將韭菜去雜，用清水洗淨，切成小節段，待用。
②把羊肝洗淨，切成極薄片，放入碗內，加黃酒、花生

油拌勻，醃製，待用。

③炒鍋洗淨，置於旺火上燒熱，放花生油燒至七成熱，下薑末爆香，羊肝片入鍋翻炒，至羊肝變色時，立即將韭菜下鍋煸炒，點入精鹽、味精炒勻，再翻炒片刻，起鍋即成。

【功效】

溫腎固精，補肝明目，強腰壯陽。適用於肝腎虧虛，腎虛陽痿，遺精，婦女月經不調，經漏帶下；肝血虛所致的視物昏朦、夜盲、盜汗等病症。

淫羊藿酒

【原料】

淫羊藿200克，白酒200毫升。

【製作方法】

①將淫羊藿用清水洗淨，切成碎末，與白酒共置入洗淨昀小酒壇中，密封，置於陰涼乾燥處，浸泡 7 日即成。

②服法，每日早晚各服 1 次，每次20～30毫升。

【功效】

補腎壯陽，強筋健骨。適用於腎陽虛弱，症見陽痿，面白神疲，肢冷畏寒，腰膝酸痛，健忘以及風濕痺痛等症。

【注意】

陰虛火旺者不宜服。

巴戟燉豬大腸

【原料】

豬大腸350克，巴戟50克，薑末、米酒各 8 克，精鹽、

味精各適量。

【製作方法】

①將豬大腸洗一洗，再內外翻轉，用精鹽揉擦幾次，用清水洗淨，待用。

②把巴戟用溫開水浸軟，過冷水洗淨，裝入大腸內，紮好腸口，待用。

③將燉盅洗淨，大腸入盅內，加清水適量，盅加蓋，入鍋隔水燉2小時，點入少許精鹽、味精調味後，即可食用。

【功效】

補腎壯陽，益下焦。適用於腎陽虛，男性性慾減弱，陽痿不舉，女性子宮下垂及脫肛等病症。

菟附狗肉湯

【原料】

狗腿肉100克，熟附片25克，菟絲子15克，薑絲10克，味精2克，精鹽4克，料酒10克，骨頭湯200克。

【製作方法】

①將狗肉揀淨殘毛，放入沸水鍋內汆一下，撈出，切成小塊，待用。

②把熟附片、菟絲子用溫水浸軟，冷水洗淨，裝入藥袋內，紮好袋口，待用。

③燉鍋清洗淨後，放入藥袋、狗肉塊、薑絲、料酒、骨頭湯，鍋加蓋，置於旺火燒沸，轉用文火燉4小時，點入精鹽、味精調味，離火，即成。

【功效】

溫腎助陽，補益精髓。適用於陽氣虛衰、精神不振、腰

膝酸軟、陽痿不舉、舉而不堅等病症。

核桃糖

【原料】

核桃仁500克，白糖500克，麻油150克，花生油少許。

【製作方法】

①將核桃去雜，清水洗淨，瀝乾水，入鍋用麻油炸酥，撈出，瀝乾油，晾涼，待用。

②把白糖放入鍋內，加清水適量，主文火煎熬，至糖液筷子挑起呈絲狀時，停火，待用。

③再將炸酥的核桃仁放入糖鍋內，攪勻，然後倒在塗過花生油的搪瓷盤裡，推平，稍冷，即用刀劃成條，再劃成小塊。

④服法，每天服食２次，每次５克。

【功效】

壯陽補腎。適用於腎陽虛，腰腿冷痛，陽事不舉，乏力倦怠及尿路結石、尿血等病症。

鹿附棗仲煨肘子

【原料】

豬肘子1000克，熟附片50克，冰糖30克，山藥、枸杞、當歸頭、棗皮、製杜仲、菟絲子、肉桂、鹿角膠、薑絲各10克。

【製作方法】

①將熟地、山藥、當歸頭、棗皮、杜仲、菟絲子、肉桂

等用水清洗乾淨，放入紗布袋內，包好紮口，待用。

②把肘子去毛，刮洗淨，切成小塊，待用。

③將炒鍋洗淨，置旺火上，加清水適量，放入肘子、洗淨的熟附片、枸杞和藥包，先用旺火煮沸，改用文火煨至肉爛時，撈出藥包，加入鹿角膠，冰糖攪勻，再煨10～15分鐘即可食用。

【功效】

填精補髓，溫補腎陽。適用於腎陽不足引起的氣衰神疲，四肢冷，陽痿，小便自遺，腰膝酸軟，下肢浮腫等病症。

麻雀酒

【原料】

麻雀12隻，當歸、菟絲子、枸杞子、桂圓肉各30克，茯苓15克，白酒2000毫升。

【製作方法】

①將麻雀宰殺，沸開水燙透，去毛，剖腹，去內臟，用清水洗淨，置炭火上燒乾至有香味時，離火，待用。

②把全部中藥材洗淨，瀝乾水分，待用。

③白酒倒入事先洗好的小酒壇內，加入麻雀、中藥材，密封，置於陰涼乾燥處，浸泡３個月後，即可取用。

④服法，每日早晚各服１次，每次15～30毫升。

【功效】

壯陽益精，滋腎補血。用於腰脊疼痛，頭昏目眩，陽痿，小便頻數而清長等症。健康人若經常飲用，可使腎精充盈，性機能旺盛。

回春粥

【原料】

鹿茸粉、牡丹皮、牛膝各 6 克，當歸、肉桂、海馬、茯苓、熟附片、覆盆子、胡蘆巴、麥多、仙茅、玄參、甘草各10克，人參末、杜仲、阿膠、熟地、白朮、山茱萸、補骨脂、肉蓯蓉、鎖陽各15克，黃芪、淫羊藿、菟絲子、巴戟天各20克，枸杞25克，驢腎、狗腎各50克，川續斷 8 克，大米200克。

【製作方法】

①將驢腎、狗腎剖開，去雜，入鍋加水煮去臊味，清水洗淨，切成細粒，待用。

②除人參、鹿茸、阿膠外，其他中藥用清水洗淨，加水共煎，取濃汁，去渣，待用。

③把粳米淘洗乾淨，放入鍋內，加入藥汁，置旺火上煮沸，倒入驢腎粒、狗腎粒、人參、鹿茸粉末，改用小火煮至熟，再加入阿膠煮一二三沸即成。

④服法，早晚溫熱食用。

【功效】

補腎壯陽，益精補髓。適用於腎陽虛衰、陽痿滑泄，舉而不堅，腰腿酸痛，腎囊濕冷，面色蒼白，精神萎靡、食慾不振等症。

益智桑蛸燉豬脬

【原料】

豬脬 1 個，桑螵蛸30克，糯米250克，黑豆30克，益智仁15克。

【製作方法】

①將糯米用溫水浸泡至軟，再用涼水淘洗乾淨，待用。

②把豬脬洗淨，裝糯米，繫緊脬口，用針在豬脬上刺若干小孔，待用。

③取一個碗洗淨，放入事先洗淨的桑螵蛸、黑豆、益智仁及豬脬，加水適量，入鍋隔水，以文火燉至豬脬熟透，即可食用。

【功效】

溫腎助陽，固精縮尿。適用於腎陽虛衰，下元不固，陽痿，遺精，尿頻，遺尿，婦女帶下等病症。

雀卵酒

【原料】

雀卵20個，白酒500毫升。

【製作方法】

①將小酒壇洗淨，擦乾，倒入白酒，置文火上煮，待酒煮至魚眼沸時，把雀卵打破加入酒中，再煮數十沸即成，離火，待用。

②取一個大瓶洗淨，擦乾水，把酒壇內的藥酒裝入瓶中貯藏，備用。

③服法，每日早晚各服1次，每次溫飲15～20毫升。

【功效】

助腎陽，補陰精。適用於陽痿，腰酸，精氣清冷者。凡身體虛弱無力，證屬陽虛者，均可經常服用。

【注意】

陰虛火旺者忌服。飲酒期間，忌服有白朮、蒼朮的其他中藥。

益智菟絲熟地粥

【原料】

熟地12克，益智仁15克，菟絲子、熟附片、山藥、澤瀉、丹皮、烏藥、肉桂各6克，紅糖80克，粳米150克。

【製作方法】

①先將上述9味中藥材清洗乾淨，入砂鍋內，添水適量，用火熬煮，取濃汁，待用。

②把粳米淘洗乾淨，放入煮鍋，加入藥汁，置於火上，煮至米熟透時，加入紅糖煮一二沸即成。

③服法，每日2次，溫熱食用。

【功效】

補腎溫陽，固攝。適用於小兒腎虛，尿頻數或睡中遺尿，面色蒼白，四肢冷，畏寒，腰膝軟弱無力，唇舌淡白等症。

補骨脂魚鰾湯

【原料】

補骨脂15克，魚鰾30克。

【製作方法】

①將魚鰾用剪刀剪成小段，再用溫水浸軟，用冷水洗淨，待用。

②把煮鍋洗淨，加水適量，置於旺火燒開，倒入洗淨的補骨脂、魚鰾，鍋加蓋，熬煮80分鐘後，即可飲湯、食魚鰾。

【功效】

補腎益精。適用於腎陽虧虛，精關不固而致遺精、早泄、遺尿、尿頻、腰脊酸軟冷痛等症。

三石酒

【原料】

白石英150克，陽起石90克，磁石120克，白酒1500毫升。

【製作方法】

①先將三石搗成粒，用水洗淨，用生絹袋盛，紮緊袋口，待用。

②把酒倒入事先洗淨的小酒壇內，放入藥袋，加蓋密封，每日振搖數下，置於陰涼乾燥處，浸泡7天即可開封取飲。

③服法，每日3次，每次隨量空腹溫飲。其酒隨飲隨添，味淡即止。

【功效】

補腎氣，療虛損。適用於精神萎靡，少氣無力，動則氣喘，陽痿早泄及心神不安，驚悸失眠等症。

【注意】

陰虛火旺者忌服。

鵪鶉枸杞杜仲湯

【原料】

鵪鶉 2 隻，枸杞子45克，杜仲10克。

【製作方法】

①把鵪鶉宰殺，用沸水燙透後去毛、內臟，清水洗淨，每隻切成四小塊，待用。

②將枸杞子、杜仲洗淨，放入煮鍋內，加水適量，置於旺火燒開，倒鵪鶉肉塊，用文火共煮 2 小時，去藥渣，食肉喝湯。

【功效】

補肝腎，益精血，助陽氣，固精。適用於陽氣不足，精氣虧虛，症見身體瘦弱、陽痿、遺精、早泄、腰膝酸軟、尿頻遺尿、帶下不止、胎動不安、頭昏眼花等。

熟地茯苓白术粥

【原料】

熟地、白朮、山藥、茯苓各30克，菟絲子12克，巴戟天、補骨脂、淫羊藿、牛膝各 9 克，肉桂 3 克，熟附片 4 克，炙甘草 6 克，粳米200克。

【製作方法】

①把全部中藥材用清水洗淨，放入砂鍋內，添水適量，用文火熬煮 1 小時，過濾去渣，取濃汁，待用。

②將粳米用清水淘洗乾淨，入煮鍋內，倒入藥汁，先用武火燒，轉為文火熬煮至粥熟，即成。

③服法，每日２次，溫熱食用，10～15天，爲１個療程。

【功效】

溫腎壯陽，益精補髓。適用於男性精少不育、精稀、陽痿，婦人宮冷或不排卵等症。

【注意】

服藥粥期間忌房事。

新疆炮肉

【原料】

瘦羊肉150克，西紅柿、柿椒、胡蘿蔔、洋葱各25克，澱粉、生薑絲各５克，雞蛋白30克，粉絲40克，料酒15克，味精、精鹽各３克，香油10克，花生油1000克（實耗50克）。

【製作方法】

①將西紅柿、柿椒、胡蘿蔔、洋葱去雜，清水洗淨，切成片，待用。

②把羊肉用清水洗淨，切成極薄片，放入碗內，加入少量精鹽、蛋白、澱粉拌勻漿好，用溫油滑透，撈出，待用。

③將炒鍋刷洗淨，置於旺火上，加入底油燒熱，下薑末入鍋爆香，加入洋葱、胡蘿蔔片，稍煸後，加入主配料，入調料，烹料酒，反覆翻炒10～15分鐘後，淋上香油盛盤，即成。

【功效】

補腎壯陽，溫中祛寒，健脾補虛。適用於腎陽不足之形寒肢冷，腰腿冷痛，性功能減退，陽痿，早泄及脾胃虛寒，

脘腹冷痛，倦怠乏力，食慾不振等病症。

歸萸桂附酒

【原料】

　　熟附片、鹿角各30克，山茱萸、桂枝各70克，當歸120克，枸杞75克，茯苓、熟地各50克，菟絲子55克，白酒1500克。

【製作方法】

　　①將小酒壇洗淨，擦乾水分，待用。

　　②把上述9味中藥用清水洗淨，瀝乾，搗爲碎粒，置於酒壇內，加白酒1500克，封口，置於陰涼乾燥處，浸泡30～60日後取飲。

　　③服法，日服2次，每次飲10～15毫升。

【功效】

　　溫腎補陽，塡充精血。適用於腎陽不足，陰寒內盛，老年半身以下常有冷感，腰酸腿軟，小便多或不利，遺尿，陽痿滑精，尺脈微弱，舌淡等症。

山藥萸肉粥

【原料】

　　山藥、山萸肉各20克，熟地、茯苓、丹皮、澤瀉、懷牛膝、車前仁各10克，桂枝、熟附片各6克，蜂蜜50克，粳米200克。

【製作方法】

　　①將上述10味中藥材洗淨，入鍋內，加水適量，用文火

煮2小時，過濾去渣，取濃藥汁，待用。

②把粳米用清水淘洗乾淨，放入煮鍋內，倒入藥汁，先用旺火煮沸，改用文火煮至熟，再加入蜂蜜煮沸即成。

③服法，早晚溫熱食用。

【功效】

補腎溫陽，化氣行水。適用於腎虛陽衰，浮腫反覆發作長期不癒，腰酸腿軟，頭昏耳鳴等症。

巴戟熟地酒

【原料】

巴戟天、菊花各60克，熟地黃45克，製附片20克，枸杞子35克，川椒30克（去目炒出沙），白酒1500克。

【製作方法】

①將上述6味中藥材用清水洗淨，搗成碎末，裝入紗布袋內，紮口，待用。

②把小酒壇洗淨，瀝乾水分，藥袋入酒壇內，加白酒1500克，加蓋封口，置於陰涼處，浸泡5日即可取飲。

③服法，每日早、晚各一次，每次空服5～10毫升。

【功效】

補腎壯陽，悅容顏，長肌肉。適用於腎陽久虛，陽痿早泄，腰膝酸軟，體瘦，面色不華等病症。

羊腎煉乳湯

【原料】

羊腎1個，煉乳15克。

【製作方法】

①將羊腎用刀剖開，去脂膜，用清水洗淨，切成碎塊，待用。

②煮鍋刷洗淨，添水適量，置於旺火上煮沸，加入羊腎碎塊，用文火熬煮20分鐘，再加入煉乳，煮一二沸即成。

【功效】

補腎壯陽，益精血。適用於腎陽虛衰，腰膝冷痛，筋骨痿弱，陽痿，夜尿頻，頭暈等病症。

龜齡集酒

【原料】

鹿茸250克，人參200克，熟地黃60克，炮山甲、大青鹽、生地黃各80克，石燕、海馬各100克，肉蓯蓉90克，家雀腦30個，天門冬、川牛膝、砂仁、地骨皮各40克，甘草10克，杜仲炭、淫羊藿、大蜻蜓各20克，蠶蛾9克，枸杞子、補骨脂、鎖陽、菟絲子各30克，公丁香、急性子各25克，硫黃3克，細辛15克，黑附子170克，白酒20升。

【製作方法】

①將全部中藥材需去雜的去雜，再用清水洗淨，搗成粗碎末，待用。

②把小酒壇清洗淨，擦乾水，放入中藥材粗碎末，倒入白酒20升，壇加蓋密封，隔水用文火煮2小時，置於乾燥陰涼處靜置7日，即成。靜置期間，每日振搖2～3次。

③服法，每日早晚各服1次，每次15～30毫升。

【功效】

興陽助腎，大補真元。適用於腎陽虛弱或勞倦內傷，症

見陽痿，滑精，筋骨無力，步履艱難，頭昏目眩，神經衰弱，男子不育，女性不孕，赤白帶下等。

【注意】

飲酒期間，忌蘿蔔、茶葉。

鰍蝦鮮湯

【原料】

泥鰍100克，蝦10克，生薑末5克，精鹽3克，味精2克。

【製作方法】

①將泥鰍宰殺，放入溫水中燙一下，過冷水洗一洗，去內臟，再清洗乾淨，切成段，待用。

②把蝦用清水洗淨，去殼，取仁，待用。

③將泥鰍與蝦仁放入沸水鍋內共煮，將熟時，加入薑末、精鹽、味精，再沸一沸即成。飲湯食泥鰍和蝦。

【功效】

補腎壯陽。適用於房事不節、腎陽虧虛而致陽痿，精冷，宮寒不育，痛經等病症。

振痿酒

【原料】

製附子、陽起石、牡蠣、紫貝齒、蛇床子、刺猬皮、阿膠、鹿膠、人參各30克，石決明、龍骨、紫河車、淫羊藿、菟絲子、海參、仙茅、桑葉、巴戟天各60克，砂仁20克，益智仁、白朮各40克，海馬15克，金櫻子90克，山藥100克，

高粱酒6000克。

【製作方法】

①將上述24味中藥材，需去雜的去雜，用清水反覆洗淨，瀝乾水，搗爲細粒，裝入藥袋內，紮緊袋口，待用。

②把小酒罈洗淨，擦乾水分，藥袋置於酒罈內，加入高粱酒6000克，酒罈加蓋，密封，置於陰涼乾燥處，浸泡20～30日即可取飲。

③服法，每日3次，每次服15～20毫升，未癒逐漸加量服。

【功效】

補虛益腎，益氣助陽。適用於腎虛虧損、陽痿、面色不華、四肢無力及精神不振等患者。

淡菜炒韭菜

【原料】

韭菜250克，淡菜（乾品）、菜油各30克，黃酒、薑末各5克，精鹽3克，味精2克。

【製作方法】

①將韭菜去雜，用清水洗淨，切成小節段，待用。

②把淡菜用清水洗淨，酒浸泡後，切成細末，待用。

③將炒鍋刷洗乾淨，置於旺火上，菜油入鍋燒熱，爆香薑末，倒入淡菜進行翻炒，再加入韭菜、少許水，煸透，煮沸時，點入精鹽、味精調味即成。

【功效】

壯陽溫中，散寒止帶。適用於腎陽虧虛，女性小腹冷痛，白帶過多，性冷淡等病症。

硫黃藥酒

【原料】

製硫黃、花椒各60克，訶子72個，白酒10升。

【製作方法】

①將上述 3 味中藥材裝入雙層的絹袋內，用麻繩（乾淨）紮緊袋口，與白酒共置入事先洗淨的酒壇內，密封，置於乾燥陰涼處，浸泡10天，即可飲用。

②硫黃永不換，花椒一季換 1 次，訶子72天換 1 次。

③每服1000毫升藥酒後，應再加入1000毫升白酒。

④服法，每日早晚各服 1 次，每次20～30毫升。每服20天後，停服10天，再繼續服用。

【功效】

溫腎壯陽。適用於中老年人腎陽衰微，症見形寒喜暖，腰膝酸痛，精神萎靡，陽痿滑精，夜尿頻數，耳聾目暗，鬚髮早白，面色灰暗不澤等。久服健康延年。

【注意】

陰虛火旺及外感風寒、內有濕熱積滯者忌服。

葱油麻雀

【原料】

光麻雀15隻，黃酒50克，葱白15莖，菜油200克，胡椒粉、味精、精鹽各適量。

【製作方法】

①將麻雀逐隻揀去餘毛，去腸雜，清水洗淨，每隻砍成

4小塊,放入碗內,加少許酒、鹽、胡椒粉攪勻,醃製10～15分鐘,待用。

②把炒鍋洗淨,置於旺火上,菜油入鍋燒後,投入事先洗淨的蔥白,倒入麻雀肉塊,煸炒透,加黃酒、少許清水,用文火燜煮至酥,點入精鹽、味精調味後即成。

【功效】

壯陽益精,暖腰健膝,固縮小便。適用於腎陽虛,精關不固,陽痿不舉,遺精早泄,尿頻,遺尿,腰膝冷痛,畏冷形寒等症,對疝氣亦有效。

楮實助陽酒

【原料】

楮實子100克,鹿茸10克,製附子、川牛膝、巴戟天、石斛、大棗各60克,炮薑、肉桂各30克,白酒2000毫升。

【製作方法】

①將楮實子入鍋微炒,鹿茸塗酥炙去毛,肉桂去粗皮,用清水洗淨,待用。

②把其餘諸中藥材用清水洗淨,與楮實子、鹿茸、肉桂共搗成碎細末,用細紗布包貯,置於洗淨的小酒壇內,用白酒浸泡,密封,置於陰涼乾燥處。

③經8日後,即可開封,去渣,裝入瓶內,備用。

④服法,每日早晚各服1次,每次空心溫飲10毫升。

【功效】

溫腎陽,壯筋骨,暖脾胃。適用於腎陽虛損,脾胃虛寒,陽痿滑泄,面色無華等病症。

羊排粉絲湯

【原料】

羊排骨500克，乾粉絲50克，薑末 7 克，蒜頭 1 瓣，黃酒10克，葱白莖 7 根，香菜 8 根，米醋、胡椒粉、精鹽、味精、豬油各適量。

【製作方法】

①將羊排骨用清水洗淨，切成小塊，待用。

②把粉絲用沸水浸泡，再過冷水洗淨，待用。

③洗淨炒鍋，置於旺火上，豬油下鍋燒熱，爆香薑末、蒜茸，倒入羊排，進行煸炒至乾，加米醋後，再焙烘乾，放沸水少許，轉用文火燜煮1.5～ 2 小時，投入粉絲，撒上洗淨的香菜、葱白炒匀，待沸起鍋，即可供食用。

【功效】

補腎溫陽，散寒通乳。適用於產後體虛，乳汁不足，腰腿冷痛，形寒畏冷，腹中冷痛等病症。

韭菜籽酒

【原料】

韭菜籽100克，米酒500毫升。

【製作方法】

①將韭菜籽去雜，用清水洗淨，研成碎末，待用。

②把酒壇洗淨，用布擦乾，放入韭菜籽末，加米酒浸泡，密封，置於乾燥處靜置， 7 天後即可飲用。

③服法，每日早、午、晚各服 1 次，每次飲10毫升，飯

後飲用。

【功效】

補腎助陽，固精。適用於陽痿，遺精，早泄，腰膝冷痛等病症。

【注意】

陰虛火旺者忌服。

韭菜籽粥

【原料】

韭菜籽15克，粳米100克。

【製作方法】

①先將韭菜籽去雜，清水洗淨，裝入藥袋內，紮緊袋口，待用。

②把粳米用清水淘洗乾淨，倒入鍋內，加水適量，用旺火煮沸，加入藥袋後，改用文火熬煮至粥熟，即成。

【功效】

補腎壯陽，固精止遺。適用於腎虛所致的遺尿，遺精等症。

草蓯蓉酒

【原料】

草蓯蓉1000克，米酒10升。

【製作方法】

①將草蓯蓉用清水洗淨，瀝乾水，搗為碎末，浸泡於米酒中，密封。3～4天即可飲用。

②服法，每日早晚各服 1 次，每次10～30毫升。

【功效】

補腰腎，強筋骨，治勞傷。適用於腎虛陽痿，不育，腰痛，遺精等病症。

【注意】

本酒爲溫補之劑，故陰虛火旺者忌服。

大展出版社有限公司　圖書目錄

地址：台北市北投區(石牌)　　電話：(02)28236031
　　　致遠一路二段12巷1號　　　　　28236033
郵撥：0166955～1　　　　　傳真：(02)28272069

・法律專欄連載・ 電腦編號 58

台大法學院　　　　法律學系／策劃
　　　　　　　　　法律服務社／編著
1. 別讓您的權利睡著了 ① 　　　　　　200 元
2. 別讓您的權利睡著了 ② 　　　　　　200 元

・秘傳占卜系列・ 電腦編號 14

1. 手相術　　　　　　　　淺野八郎著　180 元
2. 人相術　　　　　　　　淺野八郎著　150 元
3. 西洋占星術　　　　　　淺野八郎著　180 元
4. 中國神奇占卜　　　　　淺野八郎著　150 元
5. 夢判斷　　　　　　　　淺野八郎著　150 元
6. 前世、來世占卜　　　　淺野八郎著　150 元
7. 法國式血型學　　　　　淺野八郎著　150 元
8. 靈感、符咒學　　　　　淺野八郎著　150 元
9. 紙牌占卜學　　　　　　淺野八郎著　150 元
10. ESP 超能力占卜　　　　淺野八郎著　150 元
11. 猶太數的秘術　　　　　淺野八郎著　150 元
12. 新心理測驗　　　　　　淺野八郎著　160 元
13. 塔羅牌預言秘法　　　　淺野八郎著　200 元

・趣味心理講座・ 電腦編號 15

1. 性格測驗① 探索男與女　淺野八郎著　140 元
2. 性格測驗② 透視人心奧秘　淺野八郎著　140 元
3. 性格測驗③ 發現陌生的自己　淺野八郎著　140 元
4. 性格測驗④ 發現你的真面目　淺野八郎著　140 元
5. 性格測驗⑤ 讓你們吃驚　淺野八郎著　140 元
6. 性格測驗⑥ 洞穿心理盲點　淺野八郎著　140 元
7. 性格測驗⑦ 探索對方心理　淺野八郎著　140 元
8. 性格測驗⑧ 由吃認識自己　淺野八郎著　160 元
9. 性格測驗⑨ 戀愛知多少　淺野八郎著　160 元
10. 性格測驗⑩ 由裝扮瞭解人心　淺野八郎著　160 元

1

11. 性格測驗⑪ 敲開內心玄機　　　淺野八郎著　140元
12. 性格測驗⑫ 透視你的未來　　　淺野八郎著　160元
13. 血型與你的一生　　　　　　　淺野八郎著　160元
14. 趣味推理遊戲　　　　　　　　淺野八郎著　160元
15. 行為語言解析　　　　　　　　淺野八郎著　160元

·婦 幼 天 地·電腦編號 16

1. 八萬人減肥成果　　　　　　　黃靜香譯　　180元
2. 三分鐘減肥體操　　　　　　　楊鴻儒譯　　150元
3. 窈窕淑女美髮秘訣　　　　　　柯素娥譯　　130元
4. 使妳更迷人　　　　　　　　　成　玉譯　　130元
5. 女性的更年期　　　　　　　　官舒妍編譯　160元
6. 胎內育兒法　　　　　　　　　李玉瓊編譯　150元
7. 早產兒袋鼠式護理　　　　　　唐岱蘭譯　　200元
8. 初次懷孕與生產　　　　　　　婦幼天地編譯組　180元
9. 初次育兒12個月　　　　　　　婦幼天地編譯組　180元
10. 斷乳食與幼兒食　　　　　　　婦幼天地編譯組　180元
11. 培養幼兒能力與性向　　　　　婦幼天地編譯組　180元
12. 培養幼兒創造力的玩具與遊戲　婦幼天地編譯組　180元
13. 幼兒的症狀與疾病　　　　　　婦幼天地編譯組　180元
14. 腿部苗條健美法　　　　　　　婦幼天地編譯組　180元
15. 女性腰痛別忽視　　　　　　　婦幼天地編譯組　150元
16. 舒展身心體操術　　　　　　　李玉瓊編譯　130元
17. 三分鐘臉部體操　　　　　　　趙薇妮著　　160元
18. 生動的笑容表情術　　　　　　趙薇妮著　　160元
19. 心曠神怡減肥法　　　　　　　川津祐介著　130元
20. 內衣使妳更美麗　　　　　　　陳玄茹譯　　130元
21. 瑜伽美姿美容　　　　　　　　黃靜香編著　180元
22. 高雅女性裝扮學　　　　　　　陳珮玲譯　　180元
23. 蠶糞肌膚美顏法　　　　　　　坂梨秀子著　160元
24. 認識妳的身體　　　　　　　　李玉瓊譯　　160元
25. 產後恢復苗條體態　　　　　居理安·芙萊喬著　200元
26. 正確護髮美容法　　　　　　山崎伊久江著　180元
27. 安琪拉美姿養生學　　　　安琪拉蘭斯博瑞著　180元
28. 女體性醫學剖析　　　　　　　增田豐著　　220元
29. 懷孕與生產剖析　　　　　　　岡部綾子著　180元
30. 斷奶後的健康育兒　　　　　　東城百合子著　220元
31. 引出孩子幹勁的責罵藝術　　　多湖輝著　　170元
32. 培養孩子獨立的藝術　　　　　多湖輝著　　170元
33. 子宮肌瘤與卵巢囊腫　　　　　陳秀琳編著　180元
34. 下半身減肥法　　　　　　納他夏·史達賓著　180元
35. 女性自然美容法　　　　　　　吳雅菁編著　180元
36. 再也不發胖　　　　　　　　　池園悅太郎著　170元

2

37. 生男生女控制術	中垣勝裕著	220 元
38. 使妳的肌膚更亮麗	楊 皓編著	170 元
39. 臉部輪廓變美	芝崎義夫著	180 元
40. 斑點、皺紋自己治療	高須克彌著	180 元
41. 面皰自己治療	伊藤雄康著	180 元
42. 隨心所欲瘦身冥想法	原久子著	180 元
43. 胎兒革命	鈴木丈織著	180 元
44. NS 磁氣平衡法塑造窈窕奇蹟	古屋和江著	180 元
45. 享瘦從腳開始	山田陽子著	180 元
46. 小改變瘦 4 公斤	宮本裕子著	180 元
47. 軟管減肥瘦身	高橋輝男著	180 元
48. 海藻精神秘美容法	劉名揚編著	180 元
49. 肌膚保養與脫毛	鈴木真理著	180 元
50. 10 天減肥 3 公斤	彤雲編輯組	180 元
51. 穿出自己的品味	西村玲子著	280 元

·青 春 天 地· 電腦編號 17

1. A 血型與星座	柯素娥編譯	160 元
2. B 血型與星座	柯素娥編譯	160 元
3. O 血型與星座	柯素娥編譯	160 元
4. AB 血型與星座	柯素娥編譯	120 元
5. 青春期性教室	呂貴嵐編譯	130 元
6. 事半功倍讀書法	王毅希編譯	150 元
7. 難解數學破題	宋釗宜編譯	130 元
9. 小論文寫作秘訣	林顯茂編譯	120 元
11. 中學生野外遊戲	熊谷康編著	120 元
12. 恐怖極短篇	柯素娥編譯	130 元
13. 恐怖夜話	小毛驢編譯	130 元
14. 恐怖幽默短篇	小毛驢編譯	120 元
15. 黑色幽默短篇	小毛驢編譯	120 元
16. 靈異怪談	小毛驢編譯	130 元
17. 錯覺遊戲	小毛驢編著	130 元
18. 整人遊戲	小毛驢編著	150 元
19. 有趣的超常識	柯素娥編譯	130 元
20. 哦！原來如此	林慶旺編譯	130 元
21. 趣味競賽 100 種	劉名揚編譯	120 元
22. 數學謎題入門	宋釗宜編譯	150 元
23. 數學謎題解析	宋釗宜編譯	150 元
24. 透視男女心理	林慶旺編譯	120 元
25. 少女情懷的自白	李桂蘭編譯	120 元
26. 由兄弟姊妹看命運	李玉瓊編譯	130 元
27. 趣味的科學魔術	林慶旺編譯	150 元
28. 趣味的心理實驗室	李燕玲編譯	150 元

29. 愛與性心理測驗	小毛驢編譯	130元
30. 刑案推理解謎	小毛驢編譯	130元
31. 偵探常識推理	小毛驢編譯	130元
32. 偵探常識解謎	小毛驢編譯	130元
33. 偵探推理遊戲	小毛驢編譯	130元
34. 趣味的超魔術	廖玉山編著	150元
35. 趣味的珍奇發明	柯素娥編著	150元
36. 登山用具與技巧	陳瑞菊編著	150元
37. 性的漫談	蘇燕謀編著	180元
38. 無的漫談	蘇燕謀編著	180元
39. 黑色漫談	蘇燕謀編著	180元
40. 白色漫談	蘇燕謀編著	180元

·健 康 天 地· 電腦編號 18

1. 壓力的預防與治療	柯素娥編譯	130元
2. 超科學氣的魔力	柯素娥編譯	130元
3. 尿療法治病的神奇	中尾良一著	130元
4. 鐵證如山的尿療法奇蹟	廖玉山譯	120元
5. 一日斷食健康法	葉慈容編譯	150元
6. 胃部強健法	陳炳崑譯	120元
7. 癌症早期檢查法	廖松濤譯	160元
8. 老人痴呆症防止法	柯素娥編譯	130元
9. 松葉汁健康飲料	陳麗芬編譯	130元
10. 揉肚臍健康法	永井秋夫著	150元
11. 過勞死、猝死的預防	卓秀貞編譯	130元
12. 高血壓治療與飲食	藤山順豐著	150元
13. 老人看護指南	柯素娥編譯	150元
14. 美容外科淺談	楊啟宏著	150元
15. 美容外科新境界	楊啟宏著	150元
16. 鹽是天然的醫生	西英司郎著	140元
17. 年輕十歲不是夢	梁瑞麟譯	200元
18. 茶料理治百病	桑野和民著	180元
19. 綠茶治病寶典	桑野和民著	150元
20. 杜仲茶養顏減肥法	西田博著	150元
21. 蜂膠驚人療效	瀨長良三郎著	180元
22. 蜂膠治百病	瀨長良三郎著	180元
23. 醫藥與生活㈠	鄭炳全著	180元
24. 鈣長生寶典	落合敏著	180元
25. 大蒜長生寶典	木下繁太郎著	160元
26. 居家自我健康檢查	石川恭三著	160元
27. 永恆的健康人生	李秀鈴譯	200元
28. 大豆卵磷脂長生寶典	劉雪卿譯	150元
29. 芳香療法	梁艾琳譯	160元

30. 醋長生寶典　　　　　　　　柯素娥譯　　180元
31. 從星座透視健康　　　　席拉·吉蒂斯著　180元
32. 愉悅自在保健學　　　　　野本二士夫著　160元
33. 裸睡健康法　　　　　　　丸山淳士等著　160元
34. 糖尿病預防與治療　　　　　藤田順豐著　180元
35. 維他命長生寶典　　　　　　菅原明子著　180元
36. 維他命C新效果　　　　　　鐘文訓編　　150元
37. 手、腳病理按摩　　　　　　堤芳朗著　　160元
38. AIDS瞭解與預防　　　　彼得塔歇爾著　180元
39. 甲殼質殼聚糖健康法　　　　沈永嘉譯　　160元
40. 神經痛預防與治療　　　　　木下真男著　160元
41. 室內身體鍛鍊法　　　　　　陳炳崑編著　160元
42. 吃出健康藥膳　　　　　　　劉大器編著　180元
43. 自我指壓術　　　　　　　　蘇燕謀編著　160元
44. 紅蘿蔔汁斷食療法　　　　　李玉瓊編著　150元
45. 洗心術健康秘法　　　　　　竺翠萍編譯　170元
46. 枇杷葉健康療法　　　　　　柯素娥編譯　180元
47. 抗衰血癒　　　　　　　　　楊啟宏著　　180元
48. 與癌搏鬥記　　　　　　　　逸見政孝著　180元
49. 冬蟲夏草長生寶典　　　　　高橋義博著　170元
50. 痔瘡·大腸疾病先端療法　　宮島伸宜著　180元
51. 膠布治癒頑固慢性病　　　　加瀨建造著　180元
52. 芝麻神奇健康法　　　　　　小林貞作著　170元
53. 香煙能防止癡呆？　　　　　高田明和著　180元
54. 穀菜食治癌療法　　　　　　佐藤成志著　180元
55. 貼藥健康法　　　　　　　　松原英多著　180元
56. 克服癌症調和道呼吸法　　　帶津良一著　180元
57. B型肝炎預防與治療　　　野村喜重郎著　180元
58. 青春永駐養生導引術　　　　早島正雄著　180元
59. 改變呼吸法創造健康　　　　原久子著　　180元
60. 荷爾蒙平衡養生秘訣　　　　出村博著　　180元
61. 水美肌健康法　　　　　　　井戶勝富著　170元
62. 認識食物掌握健康　　　　　廖梅珠編著　170元
63. 痛風劇痛消除法　　　　　　鈴木吉彥著　180元
64. 酸莖菌驚人療效　　　　　　上田明彥著　180元
65. 大豆卵磷脂治現代病　　　　神津健一著　200元
66. 時辰療法──危險時刻凌晨4時　呂建強等著　180元
67. 自然治癒力提升法　　　　　帶津良一著　180元
68. 巧妙的氣保健法　　　　　　藤平墨子著　180元
69. 治癒C型肝炎　　　　　　　熊田博光著　180元
70. 肝臟病預防與治療　　　　　劉名揚編著　180元
71. 腰痛平衡療法　　　　　　　荒井政信著　180元
72. 根治多汗症、狐臭　　　　　稻葉益巳著　220元
73. 40歲以後的骨質疏鬆症　　　沈永嘉譯　　180元

74. 認識中藥	松下一成著	180元
75. 認識氣的科學	佐佐木茂美著	180元
76. 我戰勝了癌症	安田伸著	180元
77. 斑點是身心的危險信號	中野進著	180元
78. 艾波拉病毒大震撼	玉川重德著	180元
79. 重新還我黑髮	桑名隆一郎著	180元
80. 身體節律與健康	林博史著	180元
81. 生薑治萬病	石原結實著	180元
82. 靈芝治百病	陳瑞東著	180元
83. 木炭驚人的威力	大槻彰著	200元
84. 認識活性氧	井土貴司著	180元
85. 深海鮫治百病	廖玉山編著	180元
86. 神奇的蜂王乳	井上丹治著	180元
87. 卡拉OK健腦法	東潔著	180元
88. 卡拉OK健康法	福田伴男著	180元
89. 醫藥與生活㈡	鄭炳全著	200元
90. 洋蔥治百病	宮尾興平著	180元
91. 年輕10歲快步健康法	石塚忠雄著	180元
92. 石榴的驚人神效	岡本順子著	180元
93. 飲料健康法	白鳥早奈英著	180元
94. 健康棒體操	劉名揚編譯	180元
95. 催眠健康法	蕭京凌編著	180元

·實用女性學講座· 電腦編號 19

1. 解讀女性內心世界	島田一男著	150元
2. 塑造成熟的女性	島田一男著	150元
3. 女性整體裝扮學	黃靜香編著	180元
4. 女性應對禮儀	黃靜香編著	180元
5. 女性婚前必修	小野十傳著	200元
6. 徹底瞭解女人	田口二州著	180元
7. 拆穿女性謊言88招	島田一男著	200元
8. 解讀女人心	島田一男著	200元
9. 俘獲女性絕招	志賀貢著	200元
10. 愛情的壓力解套	中村理英子著	200元
11. 妳是人見人愛的女孩	廖松濤編著	200元

·校園系列· 電腦編號 20

1. 讀書集中術	多湖輝著	150元
2. 應考的訣竅	多湖輝著	150元
3. 輕鬆讀書贏得聯考	多湖輝著	150元
4. 讀書記憶秘訣	多湖輝著	150元

5.	視力恢復！超速讀術	江錦雲譯	180元
6.	讀書36計	黃柏松編著	180元
7.	驚人的速讀術	鐘文訓編著	170元
8.	學生課業輔導良方	多湖輝著	180元
9.	超速讀超記憶法	廖松濤編著	180元
10.	速算解題技巧	宋釗宜編著	200元
11.	看圖學英文	陳炳崑編著	200元
12.	讓孩子最喜歡數學	沈永嘉譯	180元
13.	催眠記憶術	林碧清譯	180元

·實用心理學講座· 電腦編號21

1.	拆穿欺騙伎倆	多湖輝著	140元
2.	創造好構想	多湖輝著	140元
3.	面對面心理術	多湖輝著	160元
4.	偽裝心理術	多湖輝著	140元
5.	透視人性弱點	多湖輝著	140元
6.	自我表現術	多湖輝著	180元
7.	不可思議的人性心理	多湖輝著	180元
8.	催眠術入門	多湖輝著	150元
9.	責罵部屬的藝術	多湖輝著	150元
10.	精神力	多湖輝著	150元
11.	厚黑說服術	多湖輝著	150元
12.	集中力	多湖輝著	150元
13.	構想力	多湖輝著	150元
14.	深層心理術	多湖輝著	160元
15.	深層語言術	多湖輝著	160元
16.	深層說服術	多湖輝著	180元
17.	掌握潛在心理	多湖輝著	160元
18.	洞悉心理陷阱	多湖輝著	180元
19.	解讀金錢心理	多湖輝著	180元
20.	拆穿語言圈套	多湖輝著	180元
21.	語言的內心玄機	多湖輝著	180元
22.	積極力	多湖輝著	180元

·超現實心理講座· 電腦編號22

1.	超意識覺醒法	詹蔚芬編譯	130元
2.	護摩秘法與人生	劉名揚編譯	130元
3.	秘法！超級仙術入門	陸明譯	150元
4.	給地球人的訊息	柯素娥編著	150元
5.	密教的神通力	劉名揚編著	130元
6.	神秘奇妙的世界	平川陽一著	200元

7. 地球文明的超革命　　　　　　吳秋嬌譯　200元
8. 力量石的秘密　　　　　　　　吳秋嬌譯　180元
9. 超能力的靈異世界　　　　　　馬小莉譯　200元
10. 逃離地球毀滅的命運　　　　　吳秋嬌譯　200元
11. 宇宙與地球終結之謎　　　　　南山宏著　200元
12. 驚世奇功揭秘　　　　　　　　傅起鳳著　200元
13. 啟發身心潛力心象訓練法　　　栗田昌裕著　180元
14. 仙道術遁甲法　　　　　　　　高藤聰一郎著　220元
15. 神通力的秘密　　　　　　　　中岡俊哉著　180元
16. 仙人成仙術　　　　　　　　　高藤聰一郎著　200元
17. 仙道符咒氣功法　　　　　　　高藤聰一郎著　220元
18. 仙道風水術尋龍法　　　　　　高藤聰一郎著　200元
19. 仙道奇蹟超幻像　　　　　　　高藤聰一郎著　200元
20. 仙道鍊金術房中法　　　　　　高藤聰一郎著　200元
21. 奇蹟超醫療治癒難病　　　　　深野一幸著　220元
22. 揭開月球的神秘力量　　　　　超科學研究會　180元
23. 西藏密教奧義　　　　　　　　高藤聰一郎著　250元
24. 改變你的夢術入門　　　　　　高藤聰一郎著　250元

·養生保健· 電腦編號 23

1. 醫療養生氣功　　　　　　　　黃孝寬著　250元
2. 中國氣功圖譜　　　　　　　　余功保著　230元
3. 少林醫療氣功精粹　　　　　　井玉蘭著　250元
4. 龍形實用氣功　　　　　　　　吳大才等著　220元
5. 魚戲增視強身氣功　　　　　　宮嬰著　220元
6. 嚴新氣功　　　　　　　　　　前新培金著　250元
7. 道家玄牝氣功　　　　　　　　張章著　200元
8. 仙家秘傳袪病功　　　　　　　李遠國著　160元
9. 少林十大健身功　　　　　　　秦慶豐著　180元
10. 中國自控氣功　　　　　　　　張明武著　250元
11. 醫療防癌氣功　　　　　　　　黃孝寬著　250元
12. 醫療強身氣功　　　　　　　　黃孝寬著　250元
13. 醫療點穴氣功　　　　　　　　黃孝寬著　250元
14. 中國八卦如意功　　　　　　　趙維漢著　180元
15. 正宗馬禮堂養氣功　　　　　　馬禮堂著　420元
16. 秘傳道家筋經內丹功　　　　　王慶餘著　280元
17. 三元開慧功　　　　　　　　　辛桂林著　250元
18. 防癌治癌新氣功　　　　　　　郭林著　180元
19. 禪定與佛家氣功修煉　　　　　劉天君著　200元
20. 顛倒之術　　　　　　　　　　梅自強著　360元
21. 簡明氣功辭典　　　　　　　　吳家駿編　360元
22. 八卦三合功　　　　　　　　　張全亮著　230元
23. 朱砂掌健身養生功　　　　　　楊永著　250元

24. 抗老功	陳九鶴著	230元
25. 意氣按穴排濁自療法	黃啟運編著	250元
26. 陳式太極拳養生功	陳正雷著	200元
27. 健身祛病小功法	王培生著	200元

·社會人智囊· 電腦編號 24

1. 糾紛談判術	清水增三著	160元
2. 創造關鍵術	淺野八郎著	150元
3. 觀人術	淺野八郎著	180元
4. 應急詭辯術	廖英迪編著	160元
5. 天才家學習術	木原武一著	160元
6. 貓型狗式鑑人術	淺野八郎著	180元
7. 逆轉運掌握術	淺野八郎著	180元
8. 人際圓融術	澀谷昌三著	160元
9. 解讀人心術	淺野八郎著	180元
10. 與上司水乳交融術	秋元隆司著	180元
11. 男女心態定律	小田晉著	180元
12. 幽默說話術	林振輝編著	200元
13. 人能信賴幾分	淺野八郎著	180元
14. 我一定能成功	李玉瓊譯	180元
15. 獻給青年的嘉言	陳蒼杰譯	180元
16. 知人、知面、知其心	林振輝編著	180元
17. 塑造堅強的個性	坂上肇著	180元
18. 為自己而活	佐藤綾子著	180元
19. 未來十年與愉快生活有約	船井幸雄著	180元
20. 超級銷售話術	杜秀卿譯	180元
21. 感性培育術	黃靜香編著	180元
22. 公司新鮮人的禮儀規範	蔡媛惠譯	180元
23. 傑出職員鍛鍊術	佐佐木正著	180元
24. 面談獲勝戰略	李芳黛譯	180元
25. 金玉良言撼人心	森純大著	180元
26. 男女幽默趣典	劉華亭編著	180元
27. 機智說話術	劉華亭編著	180元
28. 心理諮商室	柯素娥譯	180元
29. 如何在公司嶄露頭角	佐佐木正著	180元
30. 機智應對術	李玉瓊編著	200元
31. 克服低潮良方	坂野雄二著	180元
32. 智慧型說話技巧	沈永嘉編著	180元
33. 記憶力、集中力增進術	廖松濤編著	180元
34. 女職員培育術	林慶旺編著	180元
35. 自我介紹與社交禮儀	柯素娥編著	180元
36. 積極生活創幸福	田中真澄著	180元
37. 妙點子超構想	多湖輝著	180元

38. 說 NO 的技巧　　　　　　　廖玉山編著　180 元
39. 一流說服力　　　　　　　　李玉瓊編著　180 元
40. 般若心經成功哲學　　　　　陳鴻蘭編著　180 元
41. 訪問推銷術　　　　　　　　黃靜香編著　180 元
42. 男性成功秘訣　　　　　　　陳蒼杰編著　180 元
43. 笑容、人際智商　　　　　　宮川澄子著　180 元
44. 多湖輝的構想工作室　　　　多湖輝著　　200 元
45. 名人名語啟示錄　　　　　　喬家楓著　　180 元

・精選系列・ 電腦編號 25

1. 毛澤東與鄧小平　　　　　　渡邊利夫等著　280 元
2. 中國大崩裂　　　　　　　　江戶介雄著　　180 元
3. 台灣・亞洲奇蹟　　　　　　上村幸治著　　220 元
4. 7-ELEVEN 高盈收策略　　　國友隆一著　　180 元
5. 台灣獨立（新・中國日本戰爭一）　森詠著　200 元
6. 迷失中國的末路　　　　　　江戶雄介著　　220 元
7. 2000 年 5 月全世界毀滅　　紫藤甲子男著　180 元
8. 失去鄧小平的中國　　　　　小島朋之著　　220 元
9. 世界史爭議性異人傳　　　　桐生操著　　　200 元
10. 淨化心靈享人生　　　　　　松濤弘道著　　220 元
11. 人生心情診斷　　　　　　　賴藤和寬著　　220 元
12. 中美大決戰　　　　　　　　檜山良昭著　　220 元
13. 黃昏帝國美國　　　　　　　莊雯琳譯　　　220 元
14. 兩岸衝突（新・中國日本戰爭二）　森詠著　220 元
15. 封鎖台灣（新・中國日本戰爭三）　森詠著　220 元
16. 中國分裂（新・中國日本戰爭四）　森詠著　220 元
17. 由女變男的我　　　　　　　虎井正衛著　　200 元
18. 佛學的安心立命　　　　　　松濤弘道著　　220 元
19. 世界喪禮大觀　　　　　　　松濤弘道著　　280 元

・運動遊戲・ 電腦編號 26

1. 雙人運動　　　　　　　　　李玉瓊譯　　　160 元
2. 愉快的跳繩運動　　　　　　廖玉山譯　　　180 元
3. 運動會項目精選　　　　　　王佑京譯　　　150 元
4. 肋木運動　　　　　　　　　廖玉山譯　　　150 元
5. 測力運動　　　　　　　　　王佑宗譯　　　150 元
6. 游泳入門　　　　　　　　　唐桂萍編著　　200 元

・休閒娛樂・ 電腦編號 27

1. 海水魚飼養法　　　　　　　田中智浩著　　300 元

2.	金魚飼養法	曾雪玫譯	250元
3.	熱門海水魚	毛利匡明著	480元
4.	愛犬的教養與訓練	池田好雄著	250元
5.	狗教養與疾病	杉浦哲著	220元
6.	小動物養育技巧	三上昇著	300元
20.	園藝植物管理	船越亮二著	220元

·銀髮族智慧學· 電腦編號 28

1.	銀髮六十樂逍遙	多湖輝著	170元
2.	人生六十反年輕	多湖輝著	170元
3.	六十歲的決斷	多湖輝著	170元
4.	銀髮族健身指南	孫瑞台編著	250元

·飲 食 保 健· 電腦編號 29

1.	自己製作健康茶	大海淳著	220元
2.	好吃、具藥效茶料理	德永睦子著	220元
3.	改善慢性病健康藥草茶	吳秋嬌譯	200元
4.	藥酒與健康果菜汁	成玉編著	250元
5.	家庭保健養生湯	馬汴梁編著	220元
6.	降低膽固醇的飲食	早川和志著	200元
7.	女性癌症的飲食	女子營養大學	280元
8.	痛風者的飲食	女子營養大學	280元
9.	貧血者的飲食	女子營養大學	280元
10.	高脂血症者的飲食	女子營養大學	280元
11.	男性癌症的飲食	女子營養大學	280元
12.	過敏者的飲食	女子營養大學	280元
13.	心臟病的飲食	女子營養大學	280元
14.	滋陰壯陽的飲食	王增著	220元

·家庭醫學保健· 電腦編號 30

1.	女性醫學大全	雨森良彥著	380元
2.	初為人父育兒寶典	小瀧周曹著	220元
3.	性活力強健法	相建華著	220元
4.	30歲以上的懷孕與生產	李芳黛編著	220元
5.	舒適的女性更年期	野末悅子著	200元
6.	夫妻前戲的技巧	笠井寬司著	200元
7.	病理足穴按摩	金慧明著	220元
8.	爸爸的更年期	河野孝旺著	200元
9.	橡皮帶健康法	山田晶著	180元
10.	三十三天健美減肥	相建華等著	180元

11. 男性健美入門　　　　　　孫玉祿編著　180元
12. 強化肝臟秘訣　　　　　　主婦の友社編　200元
13. 了解藥物副作用　　　　　　張果馨譯　200元
14. 女性醫學小百科　　　　　松山榮吉著　200元
15. 左轉健康法　　　　　　龜田修等著　200元
16. 實用天然藥物　　　　　　鄭炳全編著　260元
17. 神秘無痛平衡療法　　　　　林宗駛著　180元
18. 膝蓋健康法　　　　　　　張果馨譯　180元
19. 針灸治百病　　　　　　　葛書翰著　250元
20. 異位性皮膚炎治癒法　　　　吳秋嬌譯　220元
21. 禿髮白髮預防與治療　　　　陳炳崑編著　180元
22. 埃及皇宮菜健康法　　　　　飯森薰著　200元
23. 肝臟病安心治療　　　　　上野幸久著　220元
24. 耳穴治百病　　　　　　　陳抗美等著　250元
25. 高效果指壓法　　　　　五十嵐康彥著　200元
26. 瘦水、胖水　　　　　　　鈴木園子著　200元
27. 手針新療法　　　　　　　朱振華著　200元
28. 香港腳預防與治療　　　　　劉小惠譯　200元
29. 智慧飲食吃出健康　　　　　柯富陽編著　200元
30. 牙齒保健法　　　　　　　廖玉山編著　200元
31. 恢復元氣養生食　　　　　　張果馨譯　200元
32. 特效推拿按摩術　　　　　　李玉田著　200元
33. 一週一次健康法　　　　　　若狹真著　200元
34. 家常科學膳食　　　　　　　大塚滋著　220元
35. 夫妻們關心的男性不孕　　　原利夫著　220元
36. 自我瘦身美容　　　　　　馬野詠子著　200元
37. 魔法姿勢益健康　　　　五十嵐康彥著　200元
38. 眼病錘療法　　　　　　　馬栩周著　200元
39. 預防骨質疏鬆症　　　　　藤田拓男著　200元
40. 骨質增生效驗方　　　　　　李吉茂編著　250元
41. 蕺菜健康法　　　　　　　小林正夫著　200元
42. 赧於啟齒的男性煩惱　　　　增田豐著　220元
43. 簡易自我健康檢查　　　　　稻葉允著　250元
44. 實用花草健康法　　　　　友田純子著　200元
45. 神奇的手掌療法　　　　　日比野喬著　230元
46. 家庭式三大穴道療法　　　刑部忠和著　200元
47. 子宮癌、卵巢癌　　　　　岡島弘幸著　220元
48. 糖尿病機能性食品　　　　　劉雪卿編著　220元
49. 奇蹟活現經脈美容法　　　　林振輝編譯　200元
50. Super SEX　　　　　　　秋好憲一著　220元
51. 了解避孕丸　　　　　　　林玉佩譯　200元

·超經營新智慧· 電腦編號 31

1. 躍動的國家越南 林雅倩譯 250 元
2. 甦醒的小龍菲律賓 林雅倩譯 220 元
3. 中國的危機與商機 中江要介著 250 元
4. 在印度的成功智慧 山內利男著 220 元
5. 7-ELEVEN 大革命 村上豐道著 200 元
6. 業務員成功秘方 呂育清編著 200 元

·心靈雅集· 電腦編號 00

1. 禪言佛語看人生 松濤弘道著 180 元
2. 禪密教的奧秘 葉逯謙譯 120 元
3. 觀音大法力 田口日勝著 120 元
4. 觀音法力的大功德 田口日勝著 120 元
5. 達摩禪 106 智慧 劉華亭編譯 220 元
6. 有趣的佛教研究 葉逯謙編譯 170 元
7. 夢的開運法 蕭京凌譯 130 元
8. 禪學智慧 柯素娥編譯 130 元
9. 女性佛教入門 許俐萍譯 110 元
10. 佛像小百科 心靈雅集編譯組 130 元
11. 佛教小百科趣談 心靈雅集編譯組 120 元
12. 佛教小百科漫談 心靈雅集編譯組 150 元
13. 佛教知識小百科 心靈雅集編譯組 150 元
14. 佛學名言智慧 松濤弘道著 220 元
15. 釋迦名言智慧 松濤弘道著 220 元
16. 活人禪 平田精耕著 120 元
17. 坐禪入門 柯素娥編譯 150 元
18. 現代禪悟 柯素娥編譯 130 元
19. 道元禪師語錄 心靈雅集編譯組 130 元
20. 佛學經典指南 心靈雅集編譯組 130 元
21. 何謂「生」阿含經 心靈雅集編譯組 150 元
22. 一切皆空 般若心經 心靈雅集編譯組 180 元
23. 超越迷惘 法句經 心靈雅集編譯組 130 元
24. 開拓宇宙觀 華嚴經 心靈雅集編譯組 180 元
25. 真實之道 法華經 心靈雅集編譯組 130 元
26. 自由自在 涅槃經 心靈雅集編譯組 130 元
27. 沈默的教示 維摩經 心靈雅集編譯組 150 元
28. 開通心眼 佛語佛戒 心靈雅集編譯組 130 元
29. 揭秘寶庫 密教經典 心靈雅集編譯組 180 元
30. 坐禪與養生 廖松濤譯 110 元
31. 釋尊十戒 柯素娥編譯 120 元
32. 佛法與神通 劉欣如編著 120 元

33. 悟（正法眼藏的世界）　　　柯素娥編譯　120元
34. 只管打坐　　　　　　　　　劉欣如編著　120元
35. 喬答摩・佛陀傳　　　　　　劉欣如編著　120元
36. 唐玄奘留學記　　　　　　　劉欣如編著　120元
37. 佛教的人生觀　　　　　　　劉欣如編譯　110元
38. 無門關(上卷)　　　　　　心靈雅集編譯組　150元
39. 無門關(下卷)　　　　　　心靈雅集編譯組　150元
40. 業的思想　　　　　　　　　劉欣如編著　130元
41. 佛法難學嗎　　　　　　　　劉欣如著　140元
42. 佛法實用嗎　　　　　　　　劉欣如著　140元
43. 佛法殊勝嗎　　　　　　　　劉欣如著　140元
44. 因果報應法則　　　　　　　李常傳編　180元
45. 佛教醫學的奧秘　　　　　　劉欣如編著　150元
46. 紅塵絕唱　　　　　　　　　海　若著　130元
47. 佛教生活風情　　　洪丕謨、姜玉珍著　220元
48. 行住坐臥有佛法　　　　　　劉欣如著　160元
49. 起心動念是佛法　　　　　　劉欣如著　160元
50. 四字禪語　　　　　　　　曹洞宗青年會　200元
51. 妙法蓮華經　　　　　　　　劉欣如編著　160元
52. 根本佛教與大乘佛教　　　　葉作森編　180元
53. 大乘佛經　　　　　　　　　定方晟著　180元
54. 須彌山與極樂世界　　　　　定方晟著　180元
55. 阿闍世的悟道　　　　　　　定方晟著　180元
56. 金剛經的生活智慧　　　　　劉欣如著　180元
57. 佛教與儒教　　　　　　　　劉欣如編譯　180元
58. 佛教史入門　　　　　　　　劉欣如編譯　180元
59. 印度佛教思想史　　　　　　劉欣如編譯　200元
60. 佛教與女姓　　　　　　　　劉欣如編譯　180元
61. 禪與人生　　　　　　　　　洪丕謨主編　260元

・經營管理・電腦編號 01

◎ 創新經營管理六十六大計(精)　蔡弘文編　780元
1. 如何獲取生意情報　　　　　蘇燕謀譯　110元
2. 經濟常識問答　　　　　　　蘇燕謀譯　130元
4. 台灣商戰風雲錄　　　　　　陳中雄著　120元
5. 推銷大王秘錄　　　　　　　原一平著　180元
6. 新創意・賺大錢　　　　　　王家成譯　90元
7. 工廠管理新手法　　　　　　琪　輝著　120元
10. 美國實業 24 小時　　　　　柯順隆譯　80元
11. 撼動人心的推銷法　　　　　原一平著　150元
12. 高竿經營法　　　　　　　　蔡弘文編　120元
13. 如何掌握顧客　　　　　　　柯順隆譯　150元
17. 一流的管理　　　　　　　　蔡弘文編　150元

國家圖書館出版品預行編目資料

　　滋陰壯陽的飲食/王　增編著
　　　　──初版，──臺北市，大展，民87
　　　面；21公分，──（飲食保健；14）
　　ISBN 957-557-861-9（平裝）
　　1.藥膳 2.食譜

　418.91　　　　　　　　　　　　　　　　87010959

行政院新聞局局版臺陸字第100921號核准
北京人民軍醫出版社授權中文繁體字版

滋陰壯陽的飲食　　ISBN 957-557-861-9

編 著 者/ 王　　　增
發 行 人/ 蔡　森　明
出 版 者/ 大展出版社有限公司
社　　　址/ 台北市北投區（石牌）致遠一路2段12巷1號
電　　　話/ （02）28236031・28236033
傳　　　真/ （02）8272069
郵政劃撥/ 0166955-1
登 記 證/ 局版臺業字第2171號
承 印 者/ 國順圖書印刷公司
裝　　　訂/ 嶸興裝訂有限公司
排 版 者/ 弘益電腦排版有限公司
電　　　話/ （02）27403609・27112792
初　　　版/ 1998年（民87年）10月
2　　　刷/ 1999年（民88年）2月

　　　　　　　　　　　定　價/ 220元

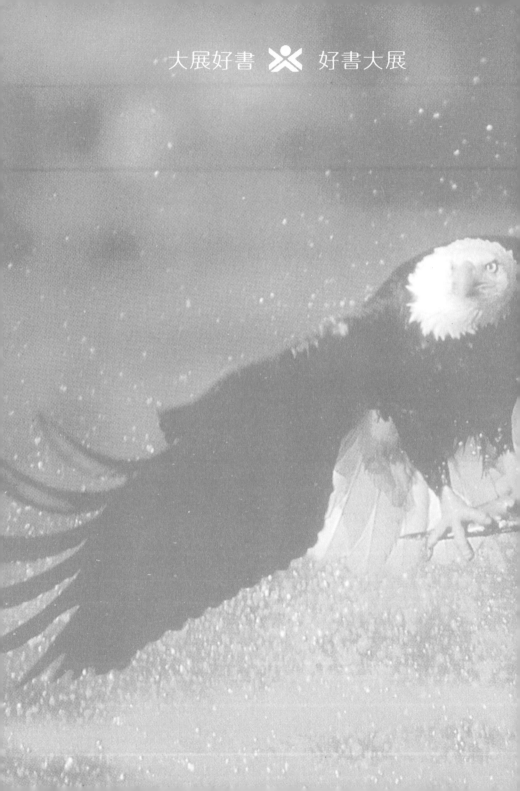

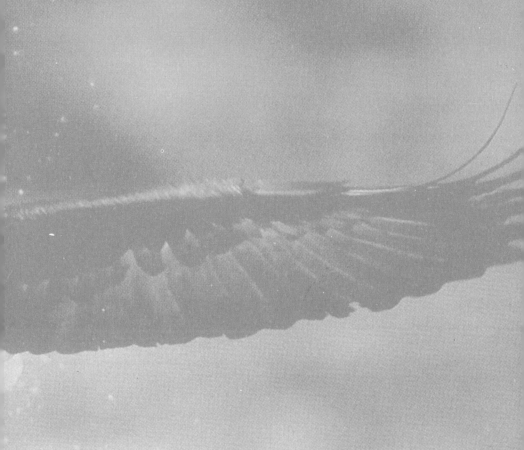